がんの未来学

内閣府所管
公益財団法人札幌がんセミナー

はじめに

がんは永遠である。生きとし生けるものに老いと死があるように、人間長く生きればいつかがんになって何の不思議もない。がんで亡くなる人は減っても、がんの発生そのものは人類にとって未来永劫に続く永遠の存在である。

がんを何とかしようという研究はかなり進んできたが、現実にがんの死亡者は増えるばかり。いつまで経ってもこの先が見えてこない。がんは遺伝子の病気であることがわかったが、その根本的な解明とか対策はいまだに四苦八苦の状況である。

幸い、この未知、永遠ともいえるがんで亡くなる人の「死亡年齢」が最近急速に遅くなってきた。むかし五〇歳で亡くなった人は六〇歳で、また六〇歳で亡くなった人は七〇歳とか八〇歳といった具合で、いま九〇歳以上の超高齢者のがんも珍しくなくなってきた。

がんの死亡年齢が後ろ延ばしになってきたのはなぜなのか。一番の原因はがんの「罹患年齢」、つまり「がん発見年齢」そのものが遅くなってきたためである。罹患年齢がより高齢へと先送りになればそれに伴って死亡年齢も高くなっていくのは当たり前のこと。それではなぜがん罹患年齢は遅くなってきたのか。くわしくは本文をお目通しいただきたい。

いずれにしても「がん罹患年齢」とか「がん死亡年齢」がこれからもますます遅くなっていく気配は濃厚である。罹患年齢がいまの平均七〇歳代がやがて八〇歳、九〇歳となり、人間の寿命の限界ギリギリまで遅くなってくる可能性が極めて高い。となれば人間の寿命の限界のときに出てくるがんは私たちにとって果たして積極的に闘うべき憎き相手なのだろうか。

こういった見通しを背景に、我が国のがんが近未来にどういう状況になっていくのか。またどのようにしたらよいのかをいろいろな視点から大胆に、また冷静に考察してみた。本書が「がんの未来学」なるものを考えるキッカケになれば幸いである。

二〇一七年五月

著者　小林　博

目次

Ⅰ　がん罹患年齢の高齢化

高齢者のがんが増えてきた

九六歳で逝った実姉のがん

二〇一六年の春、といえばつい最近のことだが、私にとってたった一人の実の姉が九六歳で亡くなった。肺がんだった。夫を早くに亡くし、それぞれ独立した子ども達からも離れて悠々自適の生活を楽しんでいた。食欲はいたって旺盛。元気な毎日を送り、車の運転も子ども達の反対で断念したが八〇歳代後半まで続けていた。

ところがこの二、三年、急に足腰が弱くなってきた。もちろん高齢のためと誰も心配することがなかったが、いよいよ息切れがするということで亡くなる二か月程前に検査入院となった。

いろいろ調べたところ両側の肺にびまん（瀰漫）性の陰影が見つかった。腫瘍マーカーは目立った上昇はなかったので、病院ははじめ粟粒性肺結核を疑った。となれば当然「隔離病棟」ということになる。本人も大変辛かったようであるが、これも止むを得ない措置。だが、いくら検査をしても結核菌は見つからず、残る可能性は肺がんではないかということになった。

両肺にまたがるびまん性の陰影は粟粒性の結核に間違われるくらいに両肺いっぱいに広がっていたので、肺がんとしても普通のものとは少し違う、むかし「肺胞上皮性細胞がん」といわれ、いま「上皮内腺癌」という「腺がん」のなかの特殊なタイプのものではないかと疑われることになった。

それでも万が一、胃とか大腸のがんが肺に転移した可能性も否定はできない。ただ、姉は胃腸の障害なども訴えたこともなかったので消化管から肺への転移ではなく、胸部写真の読影結果からみてもやはり肺原発のがんではないかということになった。病理解剖はされなかったので確定的なことはわからないのだが、死亡診断書は推定診断で「肺がん」。病気に気付いてから二か月、とくに苦しむことなく静かに息を引き取った。

超高齢者のがんが多くなってきた

私の親しい友人で札幌の近郊で長く開業しているK医師の話である。「最近九〇歳以上の超高齢の方々のがんが結構見られるんだよね。むかしはほとんどなかったのに」。

むかし、がんといえば働き盛りの四〇歳か五〇歳代の人、あるいは年齢はとってもせいぜい六〇歳代であったと思う。いまももちろん、そういった人のがんもあるのだが、一方で高齢者のがんが目立ってきたとの印象を語るのであった。

わが国では六五歳以上が高齢者であり、九〇歳以上が超高齢者である。平均寿命も延びてきて高齢者が多くなっただけに、高齢者、さらに超高齢者のがんが目立って増えてきたとしても不思議ではない。

K医師の話によれば、そういうお年寄りに出てくるがんの症状は一般に軽く、たとえば肩が凝るとか食欲不振といった誰にでもあるような自覚症状しかないことが多いという。要するに老化による衰弱と考えても差し支えないほどのものである。

若い人のがんにはそれなりのはっきりした辛い症状がある。だが、老人のがんはそうした症状が余りはっきりしないで、老化による一般的な衰弱と区別がつかなくなってきたというわけである。高齢者のがんすべてということではないだろうが、こういう患者が目につくようになってきた、とK先生は結論づける。

病理解剖で見つかる無症状のがん

私は大学を出てから一時期、「人体病理」の仕事に専念した。人体病理というのは臨床で亡くなられた方を病理解剖するのである。つまり生前、病院で行われた診断、治療が適正であったかどうかを検証するために行うのである。ご遺体の胸部、腹部を開いて隠れた病気が他にもないかというようなことをつぶさに臓器を直接手に取って観察する。さらには病理組織切片を作って顕微鏡で詳しい検査を進める。

数多くの患者さんを病理解剖していて気付いたことは、思いがけないがんがとくに高齢者によく見つかることだった。症状もなく死因になっているとは思えないがんが偶然に見つかるのである。このようながんも時間が経てばいずれ大きく成長して、それが死因となることもあるのだろうが、亡くなった時点ではまだ目立つことのない静かな存在でしかなかった。

老化とがんとの共存

がんであれば当然治療の対象になるべきものではある。ただ、超高齢の人のがんであれば若い人のときのがんと違って治療には躊躇するものがある。むしろ治療はしないでそっとしておいたほうがよいのでないかという気持ちにもなる。

ステージ（がんの進行度）によって一概にはいえないのだが、もし進行がんであった場合は、仮に治療をしたとしても、完全治癒の可能性は期待できない。しかも治療による体への負荷は小さくはない。とくに高齢者にはきつい。こうなると高齢者にはこの期に及んで余計な苦痛を与えたくない、むしろそっとしておいたほうがいいのでないかという気持ちが働く。

そうであれば高齢者には痛みを取り除き、食欲不振を解消するといった対症療法だけで、それ以外に特別にがんを叩くための治療はしないほうがよろしいということになる。結果的には一部の専門家が唱える「がんの放置療法」といわれるものと同じことになってしまうのだが、すべてが終わってみて、これで止むを得なかったと思われることが現実の医療の世界では決して珍しくはないのである。

私の姉はがんとわかっても、がんに対する治療は何もしなかったから、少なくともがん治療によって生ずる辛い症状を経験することはなかった。また恐らく自分もがんがあることにも気付かず旅立ったのではないかと思う。まもなく九七歳を迎えようとしていたときであった。

医師の診断は「肺がん」。しかし、正しくは「老衰死」としてもよかったであろう。どっちの診断が正しいか。私にいわせれば、どちらの診断も正しい。こういったような「老化」（あるいは寿命）と「がん化」とが「一体となったような死因」が最近目立つようになってきた。いまはそういう時代になってきたようである。

がん死亡年齢が延びてきた

日本人ががんで亡くなる年齢は統計的にいって何歳ごろが多いのだろうか。がんが発見されるときの年齢が「罹患年齢」。闘病のあと何年か経って亡くなるとして、これが「死亡年齢」である。死亡年齢はがんができた臓器によって違うのだが、それぞれの臓器ごとに厚労省の集計するデータから知ることが出来る。

がん死亡年齢の高齢化

注目のがん死亡年齢だが、むかしに比べると男も女も最近はどんどん遅くなって年齢の高い方へと延びてきた。愛知県がんセンターの黒石哲生さんらの研究成果を紹介してみよう。「がん死亡年齢」は死亡診断書からわかる。**図表1、2**（男女別）に示したものは一九五〇年から二〇〇〇年までの五〇年間における死亡年齢を臓器別に図表化したものである。

この二つの図が意味するものを一言でいえば、がんの臓器別の違いはあるが統計的に

図表 1
わが国の主ながん死亡年齢の年次推移（男）

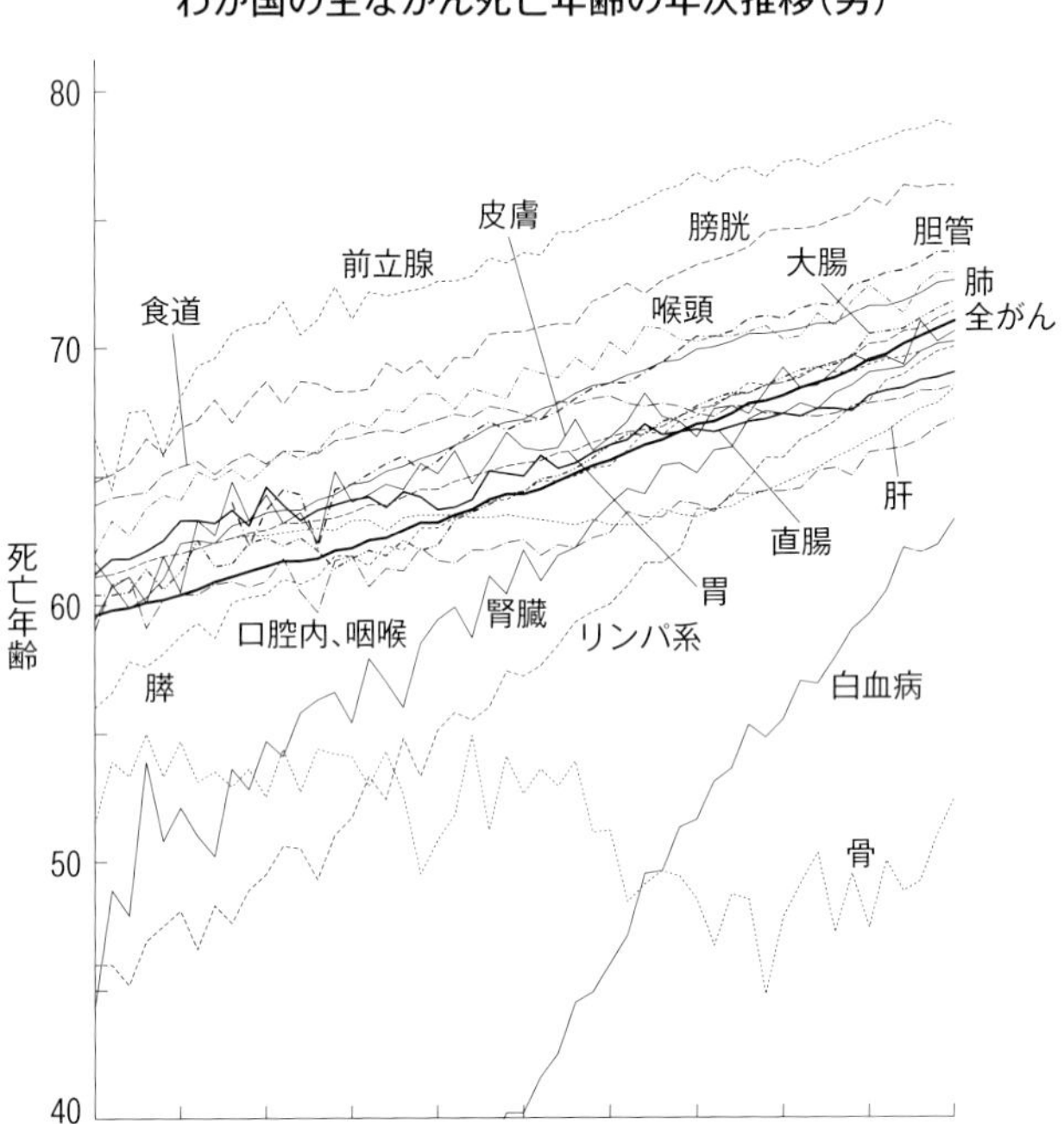

がんの死亡年齢は昔と比べ段々遅くなってきた。臓器別に若干の違いがある。全がんの平均死亡年齢の動きは太い実線で示してある。

黒石哲生ら　日本におけるがん死亡（1950-2000）　がん・統計白書―罹患 / 死亡 / 予後― 2004　大島明、黒石哲生、田島和雄編

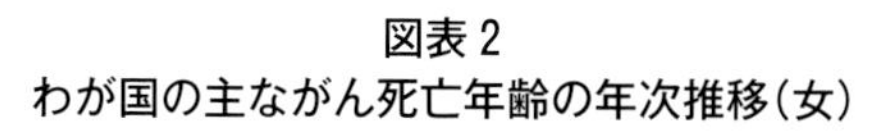

図表2
わが国の主ながん死亡年齢の年次推移(女)

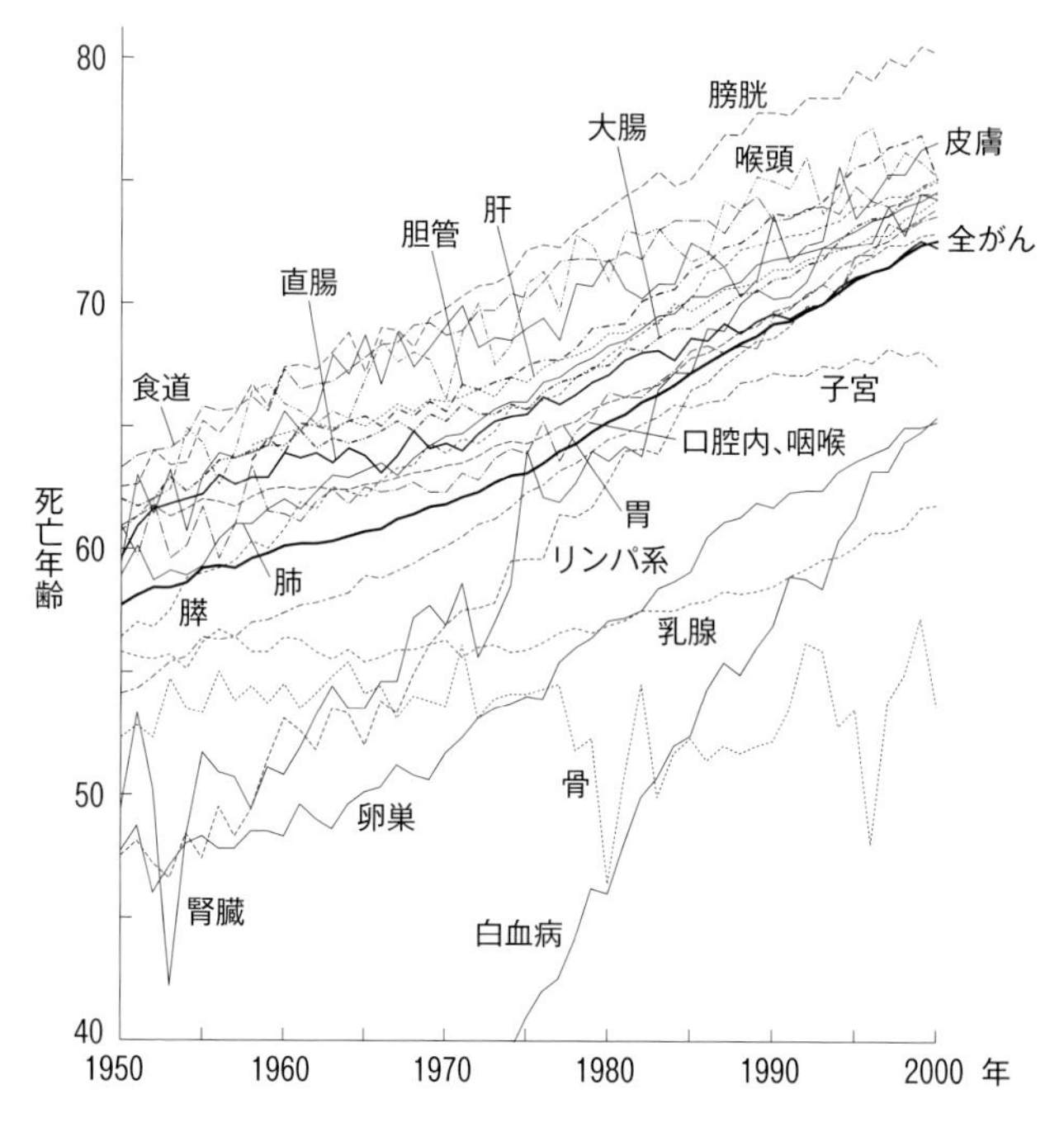

「むかしの人はがんで仮に五〇歳で亡くなったとすると、いまは同じ病気で六〇歳で死去する」時代から、さらに時を経て「いまは七〇歳で亡くなる」時代になってきた、ということである。

厳密にいうと、二〇〇〇年の全国のがん死亡年齢は平均で男性で七一・〇歳、女性七二・六歳。これを五〇年前の一九五〇年に比べると、男性は一一・四歳、女性は一四・九歳遅くなったことになる。同じがんで死ぬにしても、五〇年前に比べると随分長生きしてから亡くなるようになったということである。

臓器によって違うがんの死亡年齢

死亡年齢の延びの目立ったがんとそうでないものがある。

とくに延びが目立つのは白血病やリンパ系腫瘍である。その延び方は男女とも全がん平均死亡年齢の延びに比べるとかなり際立っている（**図表1、2**）。その理由としては白血病、リンパ系腫瘍によく効く化学療法が登場したことなど、がん治療の進歩によるところが非常に大きい。高齢者の白血病自体が近年増えてきたことも死亡年齢の延長の原因として寄与しているのかも知れない。

逆に死亡年齢の延びが見られない骨腫瘍のような例もある。これは若い年代の人達に多いためかも知れないのだが、どうしてなのかその理由は定かではない。

とくに奇異に見えるのは治療成績に目立った進歩、向上があると思えない膵がんとか胆管がんのような「難治がん」といわれるものの死亡年齢もまたむかしに比べ明らかに延びていることである。膵がんは凡そ一〇年は延びた。治療成績の進歩がないのに死亡年齢が延びている。まことに不思議な現象である。

ということは、がん死亡年齢の延びは基本的には治療医学の進歩によるとしても、それだけではない。むしろそれ以外の何か別の大きな要因があるのでないかということになる。たとえば、その可能性の一つとして次章で述べるようながんの罹患（発見）年齢が遅くなってきたから、それに引きずられて死亡年齢も延びてきたということはないのだろうか。

がん罹患年齢も延びてきた

がん罹患年齢を調べてみることに

「どこかでがん罹患年齢の年次的動きを調べていただけるところはないものか」。私は以前からそんなデータを提供してくれるところを探していた。残念ながらわが国ではがん罹患年齢に関する信憑性の高い全国的なデータはなかった。全国的ながん登録が二〇一五年から始まったが、まだ研究データとしてまとめて使えるレベルにはなっていない。そんななかで「地域がん登録」を早くから実施していた県があることから、まずその地域のデータを県単位で調べて、これで全国の罹患年齢を推計できないかと考えた。

長年の友人である大阪成人病センターの大島明さんに相談した。「そういう地域的なデータなら、わが国で初めてがん登録を行った宮城県がいいのではないか。東北大の辻一郎さんに聞いてみてはどうか」。

辻一郎さんなら旧知の親しい仲。早速電話でお伺いした。「西野善一さんという宮城県対がん協会の人が近く金沢医科大学教授に栄転されるので超多忙だとは思うが、その

図表3
宮城県のがん罹患年齢の年次推移（全がん）

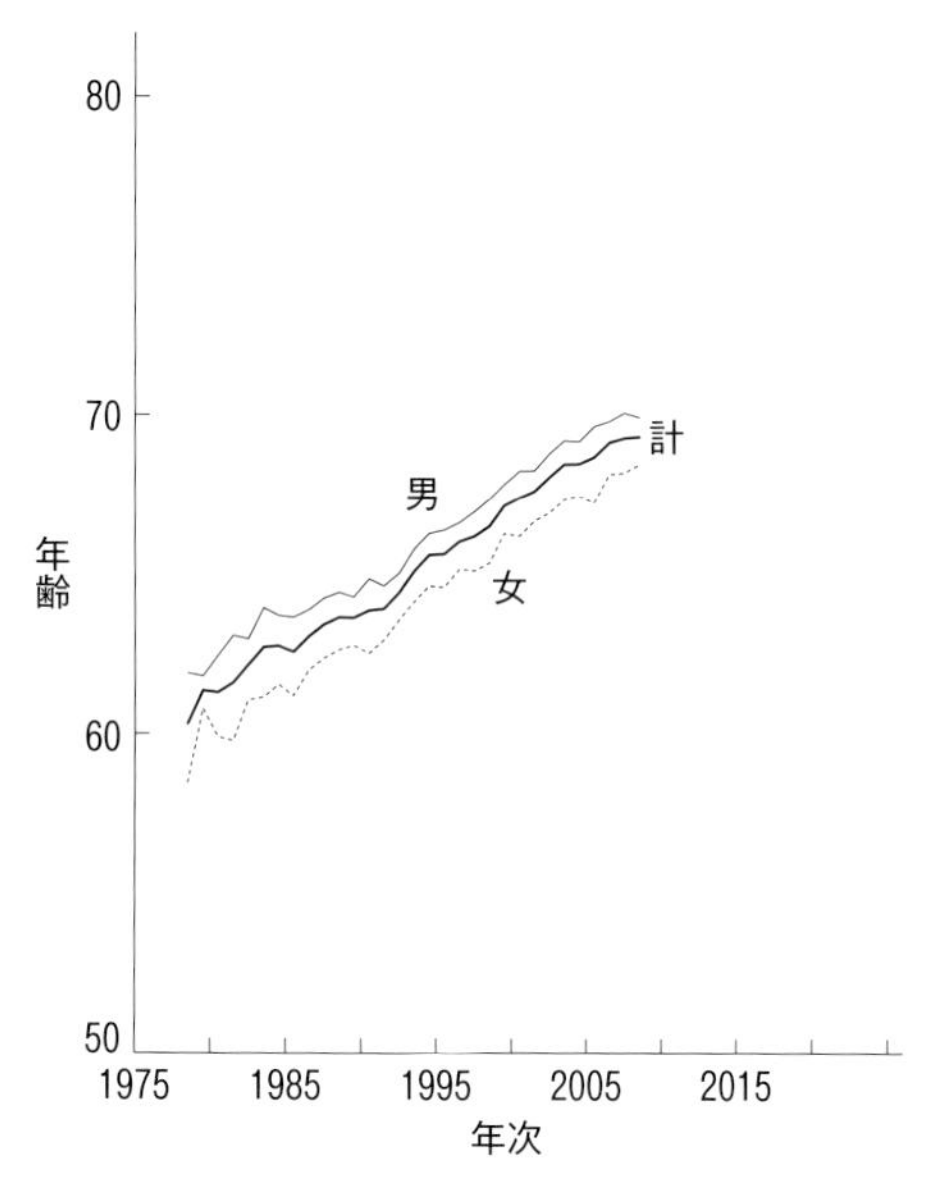

がん罹患年齢は1978～2008年の30年間で男8年、女10年の延長（数値の詳細は省略）。罹患年齢の臓器別にみた動きはまだ示されていないが、これがわかれば罹患と死亡の関係が臓器別にもはっきりしてくる。
（東北大の辻一郎さん、宮城県対がん協会の西野善一さんのご好意による）

方にお願いをしてみましょう」と快諾してくださった。西野さんにも直接お願いの手紙を差し上げ、二〇一五年三月中旬、遂に宮城県のがん罹患年齢の年次的動きのデータを頂戴することが出来た（**図表3**）。

がん罹患年齢の延びを実証

西野さんから送られてきたデータを見て驚いた。合計二七万件の宮城県のがんの罹患年齢は一九七八年から二〇〇八年までの「三〇年間に男八年、女一〇年、男女平均九年延びた」というのである。がん罹患年齢が人生のより高齢の方向へとこんなに大きく先送りになっていたことをはじめて知ったのである（**図表3**、数値は省略）。

そこでがんの罹患年齢と死亡年齢の関係を調べてみることにした。宮城県のがん罹患年齢の動きは、本来は同県の死亡年齢のそれと比較すべきなのだが、それが手許に用意できなかった。そこで罹患年齢の動きを先の全国がん死亡年齢の延びと比較してみた（**図表4**）。その結果わかったのは両者が非常によく似た平行線を描いていることであ

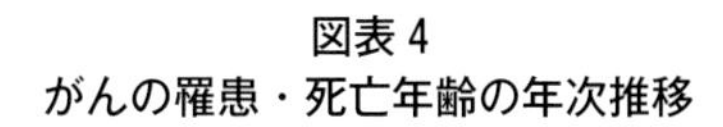

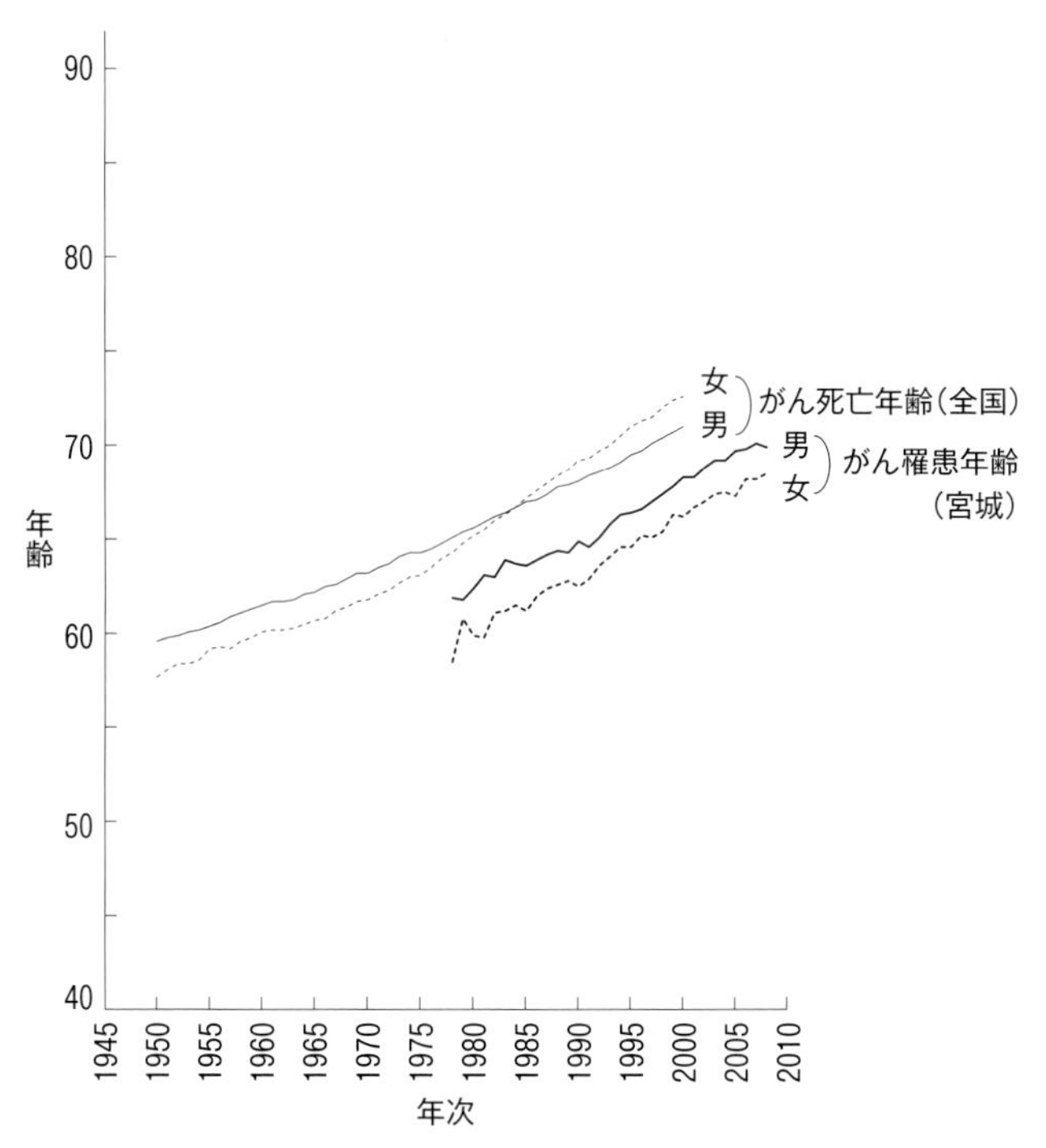

がん罹患年齢が 30 年間に男 8 年、女 10 年延びた（宮城県）ことと、がん死亡年齢が 50 年間に男 11.4 年、女 14.9 年延びた（全国）ことと比較してみた。
罹患年齢、死亡年齢とも凡そ平行して右肩上がりに上昇していることがわかる。

る。右肩上がりの死亡年齢の線を同じ傾斜でそっくり下に降ろしてきたのではないかと思われるほど両者の動きは非常によく似ているのである（図表4）。

　改めていえば、全国がん死亡年齢の延びは「五〇年間に男一一・四年、女一四・九年」だった。一方、今回調査の宮城県の罹患年齢の延びは「三〇年間に男八年、女一〇年」である。

　両者は調査対象の規模も違うし、調査年代、調査期間も違う。だから単純に比較は出来ないのだが、それでも一つの可能性が見えてきた。「死亡年齢の延びは罹患年齢の延びでうまく説明できそう」ということである。

死亡年齢が延びたのは罹患年齢が延びたから

　がん死亡年齢が大きく延びてきた原因は、単純にいえばわが国の医学の進歩、とくに治療医学の発展のせいと考えられがちである。一般市民の多くの方々もそう思うであろう。ところが今回の検証でわかったように、がん死亡年齢が延びてきた主な原因は罹患年齢そのものが延びた結果である可能性が極めて高いということになる。両者の相似形のようなグラフの伸び方からそう判断せざるを得ないのである。

それでは、「医学の進歩、がん治療成績の向上」はまったく無かったのかということになってしまうのだが、そういうことではない。

がん治療成績の向上は確かにあった。がん患者の五年生存率が最近上昇していることからも伺えるし、また多くの人達が身近に実感するところでもある。私自身も肺がんから救われた一人だが、これも現代医学の進歩のお陰なのであって、だれもこの事実を否定はできない。となればその治療成績向上の成果はどのように評価したらよいかということになる。

端的にいって治療の進歩の恩恵は「個人レベル」とか「臓器レベル」で見られたとしても、「集団とか全体レベル」では余り目立ったものになっていない。要するに進歩した治療の成果は大局的には少なくとも図表上ではまだ現れてこないほどのごく小さなものかとも考えられるのである。

「罹患年齢が延びる」とはどういうことか

先にも述べたようにわが国（といっても宮城県）のがん罹患年齢はこの三〇年間に九年も延びていた。これは必ずしも意図的にがん予防の計画を立てて努力した結果として生じたものではなく「いつの間にか延びていた」のである。私達の意図していたがん予防の目標の一端がいつの間にかほぼ達成されたといってもよいのかも知れない。いずれにしてもこの意外な事実に気付いたのは予想外の喜びであった。

男女別の数字でも意外なことが見えてきた。両者を比較してみると**図表4**を見るとわかるように、がんの死亡年齢は女の方が男よりも高い。女の方が長生きということ。ところが罹患年齢だけは逆に男の方が女よりも高い。ということは女のがんは年齢的に早く発見されても遅くに死亡することを意味している。逆に男は年齢的にがんが遅く発見されても早く死ぬということ。がん生物学的に見た男女間の違いを示している。

男女差はさておき、とにかく全体的な一般論としてはじめ私はがん検診の普及とか診断技術が進歩したお陰で罹患年齢は早くなっているのでないかと想像していた。とくに画像診断の進歩によって最近はほんの数ミリ程度のごく小さながんも見つけられるようになってきた。とすればがんの罹患年齢（つまり発見年齢）は早まって当然である。

ところが、宮城県の調査を見る限りそれはなかった。それどころか、がんはむしろ遅く見つかるという思いがけないデータだった。同県だけにみられる特殊な現象かとも疑ってみたが、そうでもなさそうである。図表で見たように罹患年齢の延びの動きはごく自然であり、またこれが全国の死亡年齢の動きとよく連動し、両者が双児の兄弟みたいに似ている様子をみていると、これが一つの県だけの特異な現象とは到底思えないのである。

がん罹患年齢なぜ延びたか

人はがんに罹りにくくなった。がんに罹るにしても、年齢的にむかしよりずっと遅れてから罹るということである。「がんの罹患年齢」はなぜ遅くなってきたか、あるいはどうして延びてきたか、実はこの原因の究明は思った以上に難しい。複雑に絡みあったいろいろな要因が考えられるからだが、私なりに順序立てて整理してみた。

禁煙など生活習慣改善の成果か

「がんの罹患年齢はなぜ延びたのか」。まず率直にいって、この問題に対して私が直観的に出した答えは、国民みんなが「がん予防」に努力した成果ではないかということである。

「何よりもまずタバコを止めよう」「毎日、塩分の少ない、バランスのとれた食事を」「がん予防には運動も欠かせない」。経済的に豊かになったせいもあってか、自身の健康に対する関心がかつてなく高まってきた。

人間の生死に関わりやすい肥満や高血圧など、いわゆる「メタボ」と称される不健康な状態や、あるいはそれが進行してしまった「生活習慣病」から抜け出したいという強い願望が人々を突き動かして世の中、涙ぐましいほどの健康志向ブーム、運動ブームなのである。がん罹患年齢の延びは、そうした国民の意識改革に基づく日々の精進の結果生じたものであろう。誰しもがそう考えても不思議ではない。

研究者として長い間、がん予防の必要性を説いてきた私にとっても同様である。人ががんに罹る年齢が先延ばしになる現象はみんなの努力の「当然の帰結」であると考えた。いや、正確にいえば「そう考えたかった」というのが正直なところだった。

がん予防が実を結んだと考えられる具体的な証拠はいくつもある。とくに私がイの一番に挙げたかったのは、やはりタバコ問題である。我が国の「喫煙率が下がってきたこと」に着目したい。タバコは単品で証明される最大のがんの原因因子（すべてのがんの原因の凡そ三〇％）として国際的に認められている。日本のタバコ対策は後進国並みといわれてきたが、それでも喫煙率は長期的に見ると着実に下がってきた。喫煙率の低下は罹患年齢の延びにそれなりに大きな影響を与えると考えて当然である。現に米国、英国で禁煙による肺がん死亡率の低下が数字ではっきり示されていることからもそういえる。

禁煙指導も行き届いてきた。禁煙を心掛ける人に対する禁煙外来を設けている病院も少なくない。ニコチン依存症に対する禁煙治療に健康保険も適用されるようになった。公私禁煙のためのニコチンガム、ニコチンパッチなども薬局で購入することができる。公私にわたり人が集まる所や施設では、喫煙者を隔離する分煙も進んだ。

喫煙者が進んで禁煙しようという気持ちになるような環境の整備が計られ「喫煙はよろしくない」「周囲の人達への受動喫煙の防止は当たり前」という社会通念というかムードも少しずつ盛り上がってきた。このようなことの成果は非常に大きかった。

ところがそれにしてもである。タバコだけで「がん罹患年齢のあれだけの大きな延び」を説明できるのだろうか。そう考えるのは、少し虫がよすぎるというか、甘すぎないか。タバコの単独原因説だけではやはり無理があると考えざるを得ない。

喫煙率の低下以外にも「全般的に生活習慣の改善について国民の関心が高まった」「とくに食べ物について気をつけるようになった」。これらもがん罹患年齢の延びの非常に大きな原因になっていることは確かなようである。

食べ物に関しては、詳細は省略するが栄養豊富になってきたと同時にバランスのとれた食事内容を心掛ける人が多くなった。がんの発生とか増殖を抑える食事内容としてどういうものがよいとか、あるいはどういうものが悪いとか、詳しい情報も世にあふれるほど出回る時代である。

アルコールは厳密にいえば発がん物質。ただ「酒は百薬の長」ともいわれ、適当な量でさえあれば食事を美味しく、また「楽しくする」ためによい効果をあげている。国民は食事を楽しむ余裕が出来てきたといってもよいであろう。

身体運動ががんを予防することも一般に理解されてきた。医学的研究も進み、間違いなく大腸がん（正しくは直腸を除く結腸がん）の発生を抑えることは実験的に証明されるだけでなく疫学的にも証明されている。また閉経後の乳がん、子宮体がんなど、いくつかのがんの予防効果もいわれている。

社会環境改善の成果か

われわれの社会全体という大きな視点に立って考えると、その環境改善ががん予防面に及ぼす効果は計り知れないほど大きいことがわかる。喫煙する人が減り、少なくとも公的な場所での喫煙による副流煙が減ったことで健康的な社会環境が得られるようになった。

自動車や工場からの排気ガスの規制の効果もある。アスベストなど職場環境の汚染対策も厳しくなってきた。これらは人々の健康面へのマイナス要因を減らす効果を狙ったものであるが、家庭内外、社会環境中の発がん因子そのものの絶対量の減少につながったことは確かである。

住宅環境も快適なものになってきたし、交通・移動もすべて便利になってきた。ほかにも経済成長によって生み出されたもろもろの生活改善が人間の寿命を延ばしてきた。つまり私達の周囲で長寿のための清潔で心地よい健康的な社会環境が順次整ってきたことが、そのなかで毎日暮らしているわれわれには一見気付きにくいことだががん罹患年齢の延びの大きな要因になっているように思える。

予防医学の進歩の成果か

一方、現代の予防医学の進歩は何よりもがん罹患年齢の延びにダイレクトに大きく貢献している。一例として肝炎ウイルス（B、C型）が肝がんの原因とわかったことから、この種の肝炎ウイルス感染の予防やウイルス肝炎の治療が進んできた。その成果としてウイルス肝炎による肝がんの発生と死亡は激減しつつある。当然、発生・死亡年齢の延びも期待できる。

ピロリ菌の発見による胃がんの予防効果も大きい。ピロリ菌が胃がんの主な原因とわかってその菌を除去するとか塩分摂取量を減らすことによって胃がんの発生は大きく減ってくる。胃がんが発生するとしても罹患年齢が遅れてくることは当然である。

がんのクスリによる「化学予防」の成功もある。欧米のご婦人に多い乳がんの予防策としてタモキシフェン（エストロジェンレセプター阻害剤）がよく使われるようになった。大腸がんの予防にはアスピリンなど非ステロイド系抗炎症物質が広く使われている。いずれもがんの化学予防といわれるものの進歩のお陰である。

肝がん、胃がん、さらに乳がん、大腸がんといえばわが国の主要な臓器がんである。

これらがいま述べてきたような医学の進歩によって大きく減ってきたとすれば、これが全がん罹患年齢の遅延に直接影響すると考えて何ら差し支えない。「がんは防ぐことができるのだ」と知った国民のがん予防意識が高まり、それがさらにがん罹患年齢の延長をもたらす効果も期待できよう。

物心ともに豊かになった成果か

世のなかの精神環境面でのプラス効果もある。国際的にみた日本人の幸福度は必ずしも高くはないのかも知れないが、そうはいっても以前に比べ私達の社会の経済的な繁栄のうえに築かれた「豊かな国」「恵まれた国」の現状は、がん年齢の延びに間接的ながらも大きな影響を及ぼしているのではないか。生活レベルが高まれば、教育、とくに保健とか精神衛生、情操教育に関心を持つ余裕を与える。関心を抱くだけではなく、それを日常の行動に移すための精神的、経済的、時間的なゆとりも出来てくる。

がん年齢の問題にはメディアの理解と協力も非常に大きなものがある。一般市民は新聞、テレビ、ネットなどメディアの発信する健康やがんに関する情報から多くのことを学んできた。

心当たりの原因を探っていけば切りがないくらい追求すべきテーマが数多く浮かんでくる。禁煙から食生活の向上とか生活環境の改善まで、「がん罹患年齢の延び」の原因としていままで述べたものの効果はいずれも一つひとつを個別的に見れば、それと気付かぬほどのごく些少なものかも知れない。そうであったとしても、これら全体が集積したときの成果は非常に大きなものになる。「塵も積もれば山となる」である。

人間はがんになりにくくなったか

心機一転、人間が基本的にがんになりにくくなったからということはないのだろうか。いまのお年寄りはむかしと違って見かけが若いだけでなく、実際に知力、体力ともに向上してきた。そう実感することが多い。ということは、一歩進んで「がんになりにくくなった」といえるような人間の体質変化があるかも知れない。

昨年の新聞でも日本の「七五歳以上の高齢者の体力は男女ともに過去最高の水準にま

で向上している」と報じている。日本老年学会の発表でも「ほとんどの臨床検査項目でいまの七〇歳代は、一〇年前に比べて一〇歳程度若い人達と同等の成績だった」という。こういった事実をみていると、本当に人間はがんになりにくくなったといってよいのかも知れない。

だが、軽率に結論づけるわけにはいかない。人間の体質そのものが五年、一〇年で簡単に変わるとは考えにくいし、「がんになりにくくなった」ことを客観的に証明することもまた難しい。

しかし、五〇年、一〇〇年と長期的に見れば話は別である。エピジェネティックと呼ばれる遺伝子の機能発現の変化がやがて遺伝子そのものの変化を起こすかもしれない。つまり人間ががんになりにくくなって、それが民族的な体質として代々受け継がれていくようになると考えても決して無理ではない。人類はそのようにして長い年月をかけて進化してきたのではないだろうか。

ただ、私はここで、現在の私たちの置かれた状況を整理して、もう一歩思考を推し進めてみたい。がん罹患年齢を遅らせる諸因子をいろいろ列挙してきた。国民の多くもそうした考え方には同感の意を示してくれると思う。それはそれで真実には違いないのだが、私がここで留意したいのは、実はがんの罹患年齢の延びという現象を生じさせる根本原因はもっと単純、明快なものなのではないだろうか、ということである。「あれも、これも」というのではなく、原因はそれらとは別に、あるいはそれらの背後にあって、唯一点にしぼり切れるものなのではないのだろうか。

そうした諸現象をたった一つの言葉でいい表せるものとは、世のなかの「人口高齢化現象」である。それが私なりの分析の結果、導き出した結論である。

罹患年齢の延びはみんなが「長生き」するから

健康意識の高まりから禁煙とか食生活の改善や身体運動のブームなどは十分に説明してきた。そういう風潮のお陰と思うのだが、結果的に心筋梗塞や脳血管障害などの血管系疾患による死亡も減ってきた。

勿論、がん予防を目的に生活改善に励む人達もいるだろう。その人達もがんに対してだけでなく、心筋梗塞などによる死亡減の恩恵があるはずである。そうした人達も含めて、ともかくも病気が減って人が「長生き」するようになる。

　ところが、人が長生きすればするほどがんに罹り易くなる、という厳然たる事実がある。「逆説」といってもよい皮肉な現象だが、がんを引き起こすような環境に接する時間がより長期化し、また人の老化による体力の減退という避け難い要因も重なって、自然にがん罹患のリスクは高くなるのである。

　しかし、そのように運命づけられた状況の下でも人がより長生きできるとなれば、がんの出来るタイミングはおおまかにいって長生きするようになった分だけ遅くなると考えてよいであろう。みんなが長生きする、その結果としてがん罹患年齢もまた延びてくるのは当然の話なのである。

　従ってがんの罹患年齢を遅らせる原因は、生活改善に起因するがん予防効果といった直接的な原因のほかに、間接的に他の病気が減ってきて長生きするようになった結果として自然に起きるということも出来る。直接、間接の違いはあるとしても究極的には「長生き」すること、つまり人間が高齢化してきたことががん罹患年齢の延びにつながっているのと結論づけざるを得ないのである。

「がん罹患年齢の高齢化」は今後いつまで続くか

がん罹患年齢の延びはこれからどのくらいの期間続くのだろうか。少なくともここ数十年以上は続くのではないかと思う。がん年齢はいまの七〇歳代からそのうち八〇歳、九〇歳と高くなっていく。しかし、そのあとがんの罹患年齢の高齢化は果たしてどうなるか、いつまでも長く続くのだろうか。

恐らく「いつまでも」ということはないのではないか。人間の生存可能な年齢が何歳なのかはよくわからないが、がん罹患年齢の高齢化は寿命の限界に達した時点で頭打ちになって止まってしまう。そのときがいつになるかは予測できないのだが、少なくともがんの罹患年齢が永遠に延び続けることはあり得ないのであろう。

がん罹患年齢が寿命の限界に達したとき、さらにそのあとの遠い何十年先か百年先はどうなるのであろうか？　雲を掴むような話になるのだが、ひょっとしたら罹患年齢の延びが止まるだけでなく、逆に早まってくるという予想外の現象が起こるかも知れない。

いまでもがん罹患年齢の若年化が子宮頸がんなど一部のがんに見られている。今後のさらなる診断技術の進歩によって全臓器のがんの早期発見が可能になってくれば、このような罹患年齢の若年化の現象が全体的に起きてくる可能性がある。つまりいまの高齢化とは逆の方向にいつか動き出すことも必ずしも否定はできないように思う。

なお、がん罹患年齢の延びと高齢化の問題については、第Ⅳ章「次世代に期待のがん予防」のところで「年齢調整」との関連から再度論じてみたい。

Ⅱ 老化とがん化との関係

老化とがん化の親密な関係

「人ががんになるもっとも大きな原因は何なのだろうか？」。最近の人達は健康、病気に関する意識が高いため、かなり正確な答えが返ってくる。「何よりもタバコ。高い確率でがんになる」「偏った食事、それにアルコールも」。これらはもう常識化しているようだ。もう少し勉強した人なら「感染症や炎症もがんの原因になる」と付け加える。でも、私は講演会などで敢えてこういう。「がんの一番の原因は、年齢をとることですよ」。こういう説明をすると最近の聴衆はみんな頷いてくれる。長生きすればするほどがんのリスクは高くなる。

長生きががんのハイ・リスクに

前章で高齢化現象に伴って人のがん罹患・死亡年齢も高くなってきたことを述べたので、「年齢と発がんとの深い因果関係」を解説しておこう。がんは子どもや若い人にも見られるのだが、多くのがんはやはり高齢者の病なのである。

図表5
年齢による累積罹患・死亡リスク

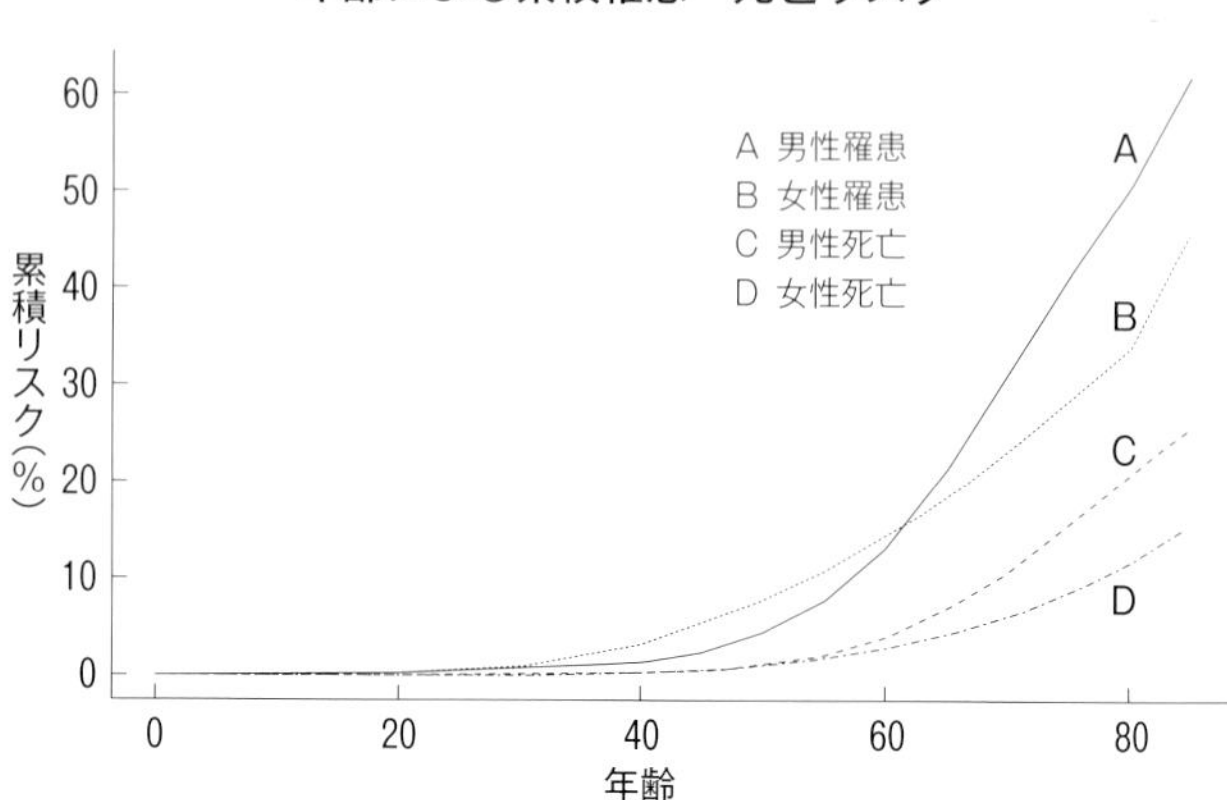

がん罹患・死亡リスクの到達年齢による変化(2011年)。
男女のカーブが必ずしも平行して上がるわけではない。若干の交錯がみられる。男のがん死亡リスク(C)は女(D)より一般に高い。
女のがん罹患リスク(B)は一時期だが男の罹患リスク(A)より高い。これは子宮がん、乳がんのように比較的若年女性に好発するからであろう(札幌医大の加茂憲一さん提供のものを一部改変)。

人生長く生活を続けるうちに身体の内外の環境の影響を受け、細胞の特定の遺伝子が傷つくことからがん化の第一歩が始まる。傷をつけるのはみんなが指摘するようにタバコであり、ある種の食物であり、感染性因子その他である。

我々は無数の発がん物質に取りまかれた環境のなかに生きてい

る。生活の歴史が長ければ長いほど、つまり長生きすればするほど当然、遺伝子に傷のつく機会が多くなる。年数が高まるほどその変化が蓄積し、がん化の可能性はさらに高くなる（図表5）。

老いはだれ一人例外なく訪れる

仮に生活環境をいかに浄化し、聖人君子のような生活をしたとしても、がん罹患の可能性がゼロになることはないであろう。極端な話だが、大気中の酸素は人間の体内に吸入されると、その一部は活性酸素となって遺伝子への変異原性をもつようになる。いかに努力しても、発がん物質から完全に身を遠ざけることは不可能。たとえそれが出来たとしても、人自身の細胞には自然の老化という現象がある。がんのリスクは高齢化とともに高まる。両者の関係は断ち切ることの出来ない永遠のものなのである。

だから細胞のがん化は長く生きるものにとって止むを得ないことといえる。もし問題があるとすれば、老化とがん化のどちらが先かということだけ。「老い」が避け得ないように、「がん」もまた老いに寄り添う人間の宿命ともいえる。

がん細胞は永遠の生命を求める

月世界に行けるようになった。クローン羊も作れる。インターネットで世界の情報を瞬時に入手、発信できるようにもなった。ボタン一つで買い物もできる。ロボットも限りなく進化し続け、人間の感情を理解するものまで出現しそうな勢い。人工知能（AI）による車の自動運転もそう遠い未来のことではなさそう。人工知能はやがて会社経営にも参加するという。まさに科学万能の時代なのである。

ところが絶対に出来ないこともある。人間はいつまでも「若く生きたい」と思うが、この願いだけはいまだに果たせず、いつかは必ず「老い」と「死」がやってくる。

細胞レベルで考えてみよう。正常細胞は試験管の中で培養することができる。残念ながら一定期間がくると細胞は必ず分化して死んでしまう。必要にして十分な培養液を与えたとしても、細胞の生存期間が少し延びるだけ。いずれは必ず「生」を終える時が来る。

ところが、である。このような〝生命の原則〟に反するかのように、いつまでも若く元気に生き続けるものがある。驚くなかれ、それが「がん細胞」なのである。

広く生物界を見渡して「死ぬことなく永遠に生き続けるもの」は試験管内のがん細胞以外にあるであろうか。がん細胞がもし「生き甲斐」というものを持っているとすれば、それは老化に逆らっていつまでも若く永遠に生き続けることにある、といえるかも知れない。そしてその夢は細胞のがん化によってちゃんと実現されることになる。

実際に、生体から取り出して試験管の中で培養したがん細胞は、いまも世界の研究室にたくさんある。勿論、そのがんの宿主（患者）は何年も前、ときには半世紀も前に死亡しているのだが、その人から採ったがん細胞を普通に培養する限り、分化して死ぬことなく永遠に生き続ける。これががん細胞の特質なのである。

個体、つまり人間が老化を迎えた時に弱った細胞群の中から突然変異を起こし、あたかも救世主のように元気一杯の若い細胞が生まれ、これが「永遠の生命」を獲得する。比喩的にいわせて貰えれば、細胞はがん化によって「永遠に生きる」ことをひょっとして知っていて、それを望んで生まれてきたのかも知れない。細胞は永遠に生きようとしてうまく「がん化」という手段を選んでこれを利用したのではないのか、そんなふうにも考えられる。

いずれにしても「がん化」と「老化」とは宿命的ともいえる密接な関係にある。この両者の関係は恐らく永劫にあり続けることと思う。

永遠の生を求める「がん人間」？

本文中にも書いたように人から取り出したがん細胞をうまく培養してやれば、がんは永遠に生き続ける。

では、細胞レベルだけでなく、人間の身体全体ががん化したら、生体は永遠に生きられるのだろうか？

勿論、架空の話だが、生体は試験管内のがん細胞のように、「がん人間」なる怪物とか妖怪となって、永遠に生きられるようになることはないのだろうか。そんな妖怪はどんな顔つきをしているのかな？

むかし研究室で毎日、がん細胞とにらめっこしていると、ふとそんな幻想にとらわれたことがあった。

願わくば年老いてから逝く

「がんで死ぬのも悪くないね」。そんな会話を交わす人が増えてきたようだ。「心筋梗塞や脳卒中で突然に逝くのに比べて、がんで逝くのは必ずしも悪くない」との見解はすでに拙著「人間腫瘍学」に詳しく紹介した。

ただ、前提条件がある。がんといってもその意味することは「年齢」によって大きく違う。子どもや若い人ががんで逝くのは大変辛いことだが、それに比べれば高齢者のがんによる死は左程ではないかも知れない、という意味である。高齢者なかでも「超高齢者」ががんで逝くのは必ずしも否定的なイメージのものではない、というよりもむしろ理想的な亡くなり方といえるかも知れない。

がんで亡くなる超高齢者の心情

人が十分に長生きした後で死ぬことをむかしから「天寿を全うした」という。これに倣っていえば、お年寄りががんに罹り、それが原因で寿命が尽きたと考えられる時、そのがんを「天寿がん」と呼んでも差し支えない。がんになり、がんで死ぬ時が寿命の尽きた時。「がんイコール寿命」といってもよい。

「寿命」は時として残酷である。不幸にして三、四〇歳代で亡くなった人もそれがその人の寿命だったといえる。しかし一般には「神ならぬ身」の我々が、自分を含め人の寿命を云々する不遜は許されない。「寿命」とは人が死して後に「これがあの人の寿命だった」といえることであって、生前から誰かの生命の限界である寿命を決めることは勿論できない。ただ「天寿がん」の場合は世の常識に従って「もう十分にたっぷりと世を生きた」と自他ともに認める高齢者に限って使える漠然とした言葉、概念だということにしておこう。

前章までに詳しく述べたように、世の中の高齢化とともにがんの罹患・死亡年齢もより高くなっていく。「がんは高齢者の病気」という傾向は今後も止むことなく続き、より一層加速化されていく。やがてはがんは「高齢者の病気」から「超高齢者の病気」になっていくことも想像に難くはない。

そのように、もう人生の頂点ともいえる状態でがんに罹った時、人はどのような心境になるのだろうか。私自身もそんな年齢に近い人間だが、その心理にもう少し踏み込んで考えてみたいと思う。

恐らくいくら年齢を重ねても人は死にたくないと願う。秦の始皇帝ならずとも不老不死を願うのがもっとも正直な気持ちではあろう。「生あるものは必ず死がある」ことは理屈では知っていても、いざとなるとやはり死にたくはない。いつまでも生きていたいとの気持ちである。この死にたくない気持と、いずれ死ななければならないとの思いの狭間のなかで心の葛藤が続く。

しかし、少なくとも高齢者の場合、そうした心のなかのせめぎ合いにもやがて決着の時を迎えると私は思う。年齢を重ねるうちに身に付いた心の訓練の賜物というべきか、「穏やかに死を受け入れる境地」になってくるのではないだろうか。老化が止むを得ないように、死もまた必然のものとして大きな抵抗もなく受け入れ諦めもつく。

特に「天寿」といわれるまで生き延びた人にはこうした豊かな人生究極のゴールにより容易に到達できるのではなかろうか。それには自分を長い間生かしてくれた〝大いなる力〟に対する感謝の気持ちが大きく寄与しているのかも知れない。

だが、人間誰しもが高山の頂上を極められるわけではない。高齢者、超高齢者であっても「自分は死にたくない」という強い欲望に最後まで苛まれ苦しまれる方もおられるであろう。「天寿がん」の境地に到達するには、それほど大げさなものではなくともやはり平常からの心の準備とか心構えが必要であることは間違いない。

でも、そうした「悟り」には遠い人達も含めて私達は安心してもよろしい。人が人生の最後の最後、臨終の場に至った時、私達が想像するほどの苦しさを味わうことはない、と考えられるからである。亡くなった人を数多く見てきた私の親しいK医師の経験によれば、少なくとも傍らで見る限り、死に際まで苦しんでいた人も臨終にあたってはみんな同じように静かに息を引き取るという。

人間はみんな苦しまずに静かに死ねるものらしい。ある老内科医の書かれていた言葉を思い出す（毛利孝一著「死の瞬間」菁柿堂）。著者によると人間の死に際の苦しみは左程のものではない。その理由は死に当たって脳内からエンドルフィンのようなホルモンが出てくるからだというのである。このような脳内物質の存在を指摘する文献は少なくない。死に際しては恐らく高齢者と若い人、あるいは悩み苦しんでいる人と悟りの境地にある人の間にあまり違いはないようである。

「しかし、それでも」と私はもう一歩、踏み込んで考えてみる。「しかし、そうではあっても」私達は悩んだり、苦しんだりすることなく済ますことが出来れば、これに越したことはない。最終局面の臨終の場が平穏無事なものであっても、問題はそこに至るまでの経過、道筋である。われわれはそこまで苦しみ続けたくはない。もう後がない人生の土壇場まで人間の割り切れない情や煩悩を引きずって生きたくはない。

有力な解決策は、長生きすることである。出来る限りの健康長寿を全うして「天寿」に至り「天寿がん」になってもよい。周囲の人達に「ありがとう」と感謝のことばを述べ、そして静かに自分の人生を振り返る。必要なら十分な鎮静剤を打ってもらう、もう心の痛みも身体の痛みもない…。

超高齢者のがん死をどうみるか

いままでも「天寿を全うした」と思われる人の死に際して、人は悲しみのなかにもむしろ「寿」の意味を込めて肉親を慰める。「これでよかった。いい亡くなり方だった」「いい人生だったね」。そして時には「おめでとう」とさえいわれる。私の姉もそのうちの一人だったように思う。悲しみのなかにも安堵したものがあった。

樹齢一〇〇年にも達した老巨木が壮大に、しかし音もなく倒れていく姿。超高齢の人が死を迎えた時、私はいつもそんなイメージを描く。崩れゆく老大木に「生命の限界の日」まで生きた老人の姿が重なる。

心穏やかに死を迎える時、がんはもはや恐怖や不安とは無縁の存在となる。何の悩みや恐れもなく迎え入れる死—。恐怖や苦痛の対象とならない病気は、もう恐るべき病気とはいえない。人に死をもたらす病は数多くあるが、本書のテーマにそってがんだけに限っていえば、私はこの人生の終結点をもってこう結論づけたいのである—「がんは基本的には解決した」と。

世の中の多くの人が十分に長生きした時点でがんに倒れる。患者本人も一般社会もそうした状況をごく当たり前のこととして逆らうことなく素直に受け入れる。極言すれば、そういったとき、がんはもう世のなかの「憎むべきもの」「闘うべき怖い相手」としての大きな関心事ではなくなってしまうであろう。

ただ、そうはなっても、がんが「忘れられた病気」になることは絶対にない。前にも述べたように「不安や恐怖を伴った関心の対象ではなくなる」というだけの話である。

がんが現在ほどの関心を呼ばない未来社会の到来は、私のようながん研究に生涯をかけてきたものの一人として些か淋しい思いもないわけではない。だが、これをがん対策成功の一つの証と理解すれば素直に喜んでいいことと思う。

無念の極み、働き盛りの人のがん

「がんは高齢者、乃至は超高齢者の病気」と繰り返し述べてきた。特別の場合を除いて多くは人生の大切なお務めを終えた人にはもはや大きな悔いはない。ところが一転して若い人のがんはそうはいかない。

がんは超高齢者の病気になりつつあるという大局的な見通しのある一方では、働き盛りの比較的若い年齢層のがん患者がなお多くおられるという事実を重く受け止めなければいけない。がんは決してお年寄りだけの病気ではない。まだまだ働き盛りで将来有為の若い人のがんが少なくないのである。

国立がん研究センターの資料によると、二〇一六年に新たにがんと診断される患者数は一〇〇万人を超えると推定される。この年のがんによる死亡は三七万四〇〇〇人。幸い、がんと診断された人の三分の二が生き残ることになる。

それはさておき、この年、がんと診断された人の年齢を詳しくみると「二〇～六四歳」は三二万五二六〇人。全年齢層の三二・九％にも達していた。本当は「二〇～六四歳」と一括しないで「二〇～四〇歳」「四〇～六四歳」ともっと細かく分けて見たいところだが、それでも二〇～六〇歳代といえば労働の担い手、人生の働き盛りである。子どもが未だ小さく、家族扶養の責任も重い。志半ばにして逝かねばならぬ無念さは筆舌に尽し難いものがある。社会的損失もまた極めて大きいといわねばならない。

幼い子どものがんはとくに辛い

幼い子どものがんはとくに辛い。幼い子に先立たれた両親はじめ親族の方々の心の苦しみはいかばかりであろうか。慰めの言葉もない。

一方では幼い子ども達を残してがんで逝くまだ若いお父さん、お母さんがたくさんおられる。いたいけな子らを残して旅立っていく母親の辛い姿を私は幾度となく見てきたが、これまた何ともいえない切ない話である。

最近、新聞にも紹介された二九歳の女性。初めての妊娠を知って大喜びのあと、気になって調べた乳腺はすでにステージⅣの進行がんだった。喜びの絶頂から悲しみのどん底に。自らのがんとどこまで闘うべきか、あるいは子どもを産むべきか否か、ご主人とともに悩む。結局、胎児への影響の及ばない範囲の化学療法を受けながら、子どもを産むことに決意する。そして幸い無事出産。だが、母親はわが子への授乳は僅か一一二日間だけであの世に旅立ってしまう（「一一二日間のママ」小学館、二〇一六年）。こういう悲しい話は数多くある。

願わくば年老いてから

人間いずれだれ一人例外なく逝く。とすれば同じがんになるとしても、幼いときや若年、中年の年代であってはほしくない。せめて高齢になってから、出来るものなら超高齢になってからのものであってほしいと改めて願うばかりである。

子どものがんの原因は何なのか。高齢者におけるがんの原因と同じとは考えられない。とすれば遺伝の関与が相対的に大きいのだろうか。この考えが正しいとしても、学問的な発生メカニズムなどその具体的なことがなかなか見えてこない。

原因がわからないのは小児がんだけではない。とくに三〇歳、あるいは四〇歳になる前の、人生これからの若い人達（思春期Adolescentと若年成人Young Adultを合わせてＡＹＡ世代といわれる）のがんの原因は高齢者のがんとなにが、どのように違うのかもよくわかっていない。子どものがんは勿論のことだが、ＡＹＡ世代の人達のがんも何とかならないものかと切実に思う。

がん解決の見通しを考える

「がんはいつ解決しますか?」。それとも「永遠に解決しない?」。よく受ける質問である。私の答えは大体決まっている。「難しい質問ですね。解決するともいえるし、解決しないともいえます」。

訝しげな質問者の顔を見て、私は急いで付け加える。「何を基準にするかによって違ってきますよ。でも、この二つの答えは矛盾していないと思います」。

がんはやがて解決するともいえるし、解決しないともいえる。より正確にいえば「解決する見通しがある」と同時に「その見通しはない」。会場から「先生は禅問答をしているのか?」と叱られそうだが、私の考え方に立てば、この二つの答は矛盾するものでも相対立するものでもない。

将来のがんの解決という簡単には答えの出そうにない問題に焦点をあててみよう。まず「解決しない」という悲観的な立場から。

がんは永遠に解決しないとの考え

この種の質問は私ががん研究を始めて間もない一九五〇年代にも新聞、雑誌によく取り上げられた。社会的な諸問題について将来予測を尋ねるさまざまなアンケート調査の一つで、がん問題は一番の人気テーマだった。

「がんはいつ解決するか」。各界の有識者、といっても医学以外の財界の人が多かったと思うが、その多くは「がんは西暦二〇〇〇年には解決しているだろう」と予想していた。「それは少し甘すぎないか」というのが当時の私の印象。でも人それぞれの考えであるから、「なるほど、そういう見方もあるものだ」と素直に受けとめたのであった。

実際はどうだったか。私が杞憂したとおり、現実はやはり厳しかった。がんは解決に向かうどころか結核に代わって戦後どんどん増えてきた。一九八一年にがんは遂に日本では死因のトップになった。死者はそれ以降も増え続けている。「二〇〇〇年には解決する」といった見通しがいかに甘かったか。というよりも、「がんの解決」の難しさに当時の人達が気付かなかった、といった方が当たっているかも知れない。

予想通り二一世紀の今日も現実は厳しい。がんの真実に至る道は厳しく、解決の見通しも立っていない。その根本的な原因は何だろう？　実は本書の忠実な読者であれば、この質問に対する正確な答えはすでに頭のなかに出来上がっている筈である。そう、本書のⅡ章の冒頭（三三ページ以降）に詳述したとおり、それは私達の置かれた環境と、がんの持つ極めて特異な性質に由来している、といえる。がんは「解決」とはほど遠い「永遠の存在」そのものなのである。

以前、「がん撲滅運動」というのがあった。新聞などが音頭をとって「悲惨な病気、がんを追放しよう」とキャンペーンを張る。がん研究の一助にと募金活動を行う。運動はがんに関わる国民の関心を高める一定の効果はあったようである。

しかし、がんの撲滅はまず不可能なのである。「撲滅」という言葉には人間の驕りのようなものさえ感ずる。

復習を兼ねて本書の肝心の件を再現してみよう。まず私達はがんを誘発するような変異原物質を完全に除き得ない環境のなかに生きている。どう頑張ってみても私達の周囲に完璧なクリーンな社会を構築することは出来ない。

仮に出来たとしても、今度は私達自身の側で心身の老化を避けることが出来ないという問題が起こる。厄介なことに人間の体内ではがんの原因となる活性酸素が自然に発生するという仕組みも働く。長生きすればするほど細胞のがん化のリスクが高まっていくのは当然のことなのである。最後の極め付きといってもよいことに、がん細胞というのはあくまでも実験室内での話だが、一定の好条件下で培養すれば死ぬことなく永遠に生き続けるという極めて不可思議な特性を有しているのである。

どう逆立ちしたところで、この世界からがんを根絶させたり撲滅したりすることは不可能。となれば現実にある病気としてのがんはどうなるのだろう？

いま延びつつあるがんの五年生存率が今後とも上昇して仮に一〇〇％に近づいたとしても、がんの死亡者がゼロになることはまずないであろう。一〇〇年先、仮にがん死が年間二〇万人を切るまでに減るときがあると仮定しても、またわが国の死因順位トップの座から二位、三位に〝転落〟する時代がくると仮定しても、がんがかつての感染症、とくにいまの結核のように、社会から半ば「忘れられた病気」になることは絶対にないと思う。

原理、原則論を繰り返すが、「老い」と「がん」は人間にとっても「永遠」のものなのである。細胞のがん化は長く生きるものにとって止むを得ない必然的な現象といえる。「老い」が避け得ないように、「がん」もまた老いに寄り添う人間の宿命ともいえる。「がんは宿命」「がんは永遠」—随分、悲観的な話を書き連ねてきたようだ。でも現実問題としてがんは生あるもの、生きとし生けるものの避け得ない運命となれば、そのような思考の経路をたどるのは止むを得ないことではなかろうか。

がんはいつか解決できるとの考え

しかし、本当に我々は圧倒的ながんの力の前に一方的な負けゲームを演じるよりほかに選択肢はないのだろうか? がんを恐れ憎みながら生きていくより仕方ないのだろうか?

「いや、そうではない」と私は立ち止まって考える。

ものは考えようである。見る位置や方角を少し変えてみよう。「見方によっては、がんはすでに解決した」。あるいは「解決する見通しがついた、といってもよい」。私は敢えてそう断言したいのである。

「がんの解決は永遠にあり得ない」などといっておきながら、突然反対のことをいい出して「不可解な理論」とお叱りをいただくかも知れないが、順序立てて説明してみよう。

タネを明かせば、実はこの「解決」の方法も本書のⅡ章ではすでに明示してある。「願わくば年老いてから逝く」（三九ページ以降）に詳述した「天寿がん」がそれである。

人が自他ともに認めるほど精一杯長生きし、高齢者、あるいは超高齢者になってがんに倒れる。あるいはがんになるときに天寿を迎える。その時、人はもうがんに対して恐れや不安を抱くことなく、深い森のなかの湖の水面のごとく平安で静謐な心境のうちに死を迎え入れる。「がんという難題は解決した」と私はそこで書いた。もう一度繰り返そう。この時点でがんは「解決」し、人生は完結するのである。

でも、人生は全て自分の思うとおりになるとは限らない。天寿まで長生きできなかったら、どうしよう？　がんはやはり「解決」できないのか？　いや、そうではあるまい。

私は研究人生の後半、とくに大学定年後、がんの予防に関する活動に力を注いできた。市民講演会などでもよくこんな話をして関係者を励ましたものである。「『がんにならない』こと、つまりがん罹患率をゼロにすることが出来ればベストである。だが、そのような完璧な予防など現実的にあり得ないとすれば、せめてがんになる時期を五年でも一〇年でも遅らせることが出来ればそれでいいのである」。もし、二〇年、三〇年も引き延ばすことができたら「もって瞑すべし」。こんな幸運なことはないのではなかろうか。少なくとも私はそんな考えで生きてきたと思う。

幸いなことに、私達の社会のがん罹患年齢が延びてきたことはこれまで詳しく述べたとおり。がんになる年齢がどんどん先延ばしになる傾向は今度もなお続くであろう。行き着く先はがんになる年齢の「五年延ばし」「一〇年延ばし」であり、究極的には「天寿がん」による死である。「先延ばし」の延長線上に「天寿がん」がある。

その方向に沿って出来得る限りのがん予防に努力していけば、やがてはいい結果がもたらされるのではなかろうか。道筋は決まっている、忠実にこの路線でやって行けばよい、という意味で、私はがんが「解決する見通しはついた」と書いたのである。

がんは結局、解決するのかしないのか

「がんは永遠であり、解決することはない」としながらも、一方では「がんは解決する、あるいは解決の見通しがついた」とする私の主張の内容をご理解いただけたであろうか。

「がんは解決しない」「解決する」の問題は、がんという厳しい現実を受容し、妥協し

ながらも、ある部分では人間が主体的に関わることによってこの問題をより有利なものに変化させようとしたと見ることも出来る。「解決する」「解決しない」は同じ根から出た二つの現象であって、「相矛盾することなく同時に成り立つ」とした私の見解にも賛同していただけると考える。

「がんの解決」をめぐって私論を展開してきたが、勿論、こういう考え方が社会のすべての人達に受け入れられるとは限らない。私もそれを他に押しつける意志は毛頭ない。人生のフィナーレのかたちは、その人その人の歴史や死生観も絡んでいるので普遍的に考えるのは難しい。とくに身内のものとの永遠の別れは、いくら超高齢であったとしてもなかなか簡単に割り切れるものではない。人生の終焉に臨んでの人のありようは一般論では語り切れない個別の複雑な問題がたくさんあるはずである。

人生いろいろ、哲学もいろいろ。そのなかで、穏やかな死を迎えられたら、こんなによいことはない。共通していえることは、繰り返し書くが、願わくば五歳、一〇歳、いやもっと欲をいえば二〇歳でも三〇歳でもいまより年齢を重ねて、少なくとも死を受け入れる気持ちになってから、がんになって欲しいということである。

Ⅲ 高齢化の何が問題なのか

高齢化に伴うがんの将来像

「人ががんに罹る年齢、がんで死ぬ年齢が延びてきた。つまり、高年齢化してきた」「がんは高齢者の病気という傾向が一層強まった」。本書ではそう述べてきた。だから「高齢化がますます進むわが国では、がんはこれからも無限に増えてくる」。そんなイメージを持たれたかも知れない。

だが、それは果たして事実だろうか。つまりがん死亡者がそんなに右肩上がりに野放図に増えてくるだろうか。同じく高齢者に多い病気には脳血管障害や心疾患もある。これらの病気をふくめて、がんの正確な将来像を「年齢」をベースに検証してみる。

がん死亡者数の将来予測は

実は「半世紀後にはがん死亡者数は減ってくる」!!。

厚労省の資料を基に、統計の専門家でもある公益財団法人アジア人口・開発協会（ＡＰＤＡ）の楠本修さんががん死亡者数の将来予測をして下さった。驚くことに「が

図表6
がん死亡者数、死亡比率の将来予測値

年次	総人口	死亡者総数	がん死亡総数	がん死亡比率
2015	126,597,295	1,219,601	**358,986**	29.43%
2020	124,099,925	1,328,673	382,892	28.82%
2025	120,658,815	1,444,055	**402,090**	27.84%
2030	116,617,657	1,479,053	407,263	27.54%
2035	112,123,574	1,464,372	404,878	27.65%
2040	107,275,850	1,459,205	405,780	27.81%
2045	102,210,440	1,461,041	403,402	27.61%
2050	97,075,779	1,491,497	**403,339**	27.04%
2055	91,933,469	1,473,825	393,874	26.72%
2060	86,736,765	1,422,748	378,333	26.59%
2065	81,354,666	1,339,636	**356,929**	26.64%
2070	75,904,260	1,244,516	332,640	26.73%
2075	70,689,065	1,160,944	310,534	26.75%
2080	65,875,299	1,089,526	291,381	26.74%
2085	61,434,461	1,026,176	273,507	26.65%
2090	57,269,356	966,618	256,411	26.53%
2095	53,322,157	898,642	238,428	26.53%
2100	**49,590,890**	829,613	**220,779**	26.61%
2105	46,098,301	767,792	204,788	26.67%
2110	42,860,115	714,403	**190,598**	26.68%

がん死亡者は2015年に約36万人と推計。2025年に40万となってこれが2050年まで続く見通し。その後減少に転じ2100年には22万人の予想。

（厚生労働省第21回生命表（2015年）より公益財団法人アジア人口・開発協会（APDA）の楠本修さんのご協力で作製）

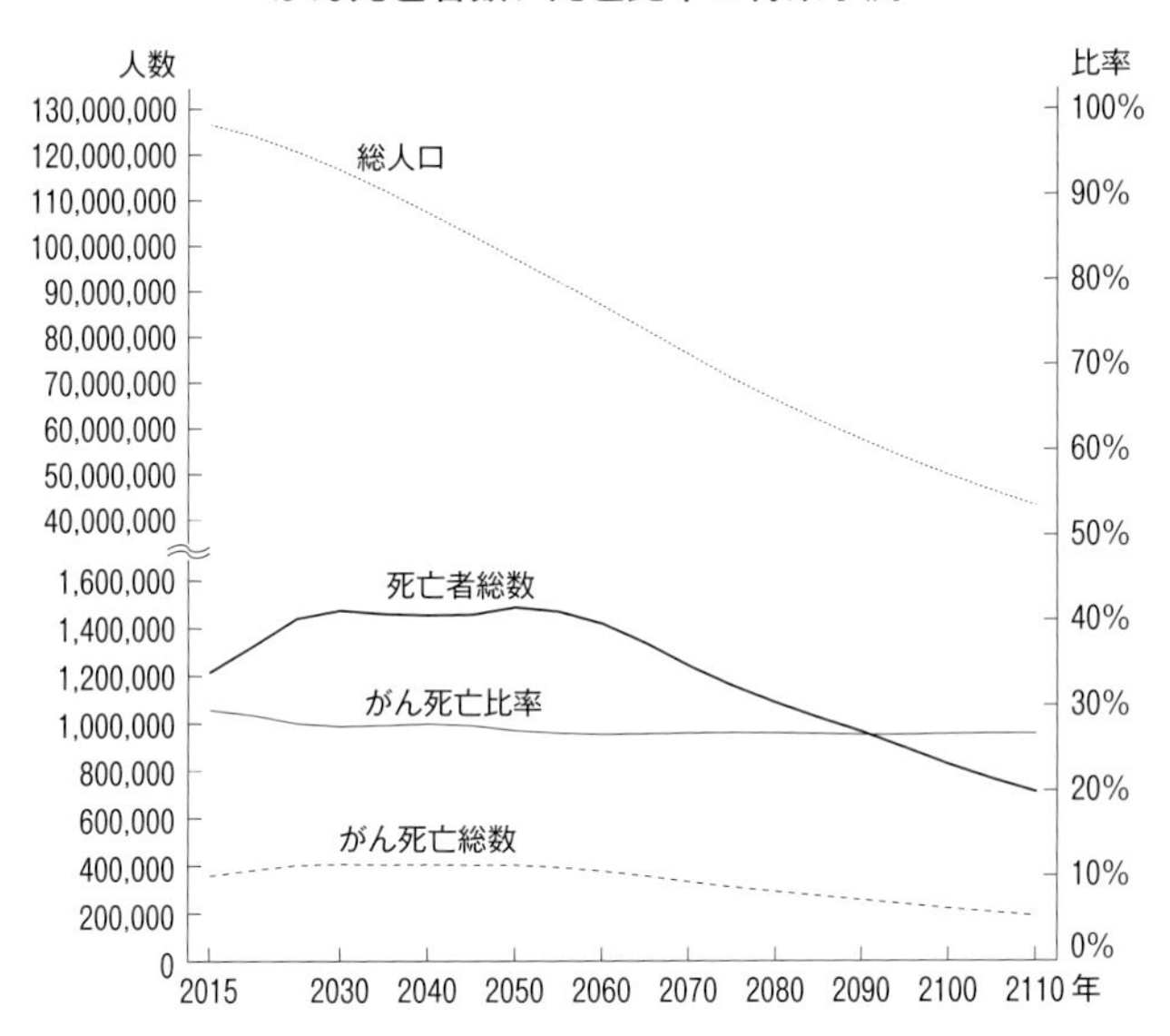

2015〜2110年における総人口・死亡者総数・がん死亡総数(左スケール)とがん死亡比率(右スケール)の予測。図表6で示されたものをグラフにしてみた。
(厚生労働省資料(2015年)より公益財団法人アジア人口・開発協会(APDA)の楠本修さんのご協力で作製)

んによる死亡数は五〇年後に増加傾向にストップがかかり、減少に転じる」と予想されるのである。

図表6、7で示すように、がん死亡者総数は二〇一五年で約三六万人。それが一〇年後の二〇二五年には四〇万人に増える。このような状況が二〇五〇年までの凡そ二五年間続くから、がんが日本人の死因トップを占める状態はここしばらくは続くことになる。ところが、がん死亡数はその後に減少を始めるのである。いまから五〇年先の二〇六五年頃からは現在とほぼ同じ三五万人に落ちつく見通しである。

さらにその後二一〇〇年（いまから八五年後）には二二万人、二一一〇年（九五年後）には一九万人と減って、がん死亡者数はピーク時の半分以下になる、と楠本さんの示す統計数値は予測している。

がん死亡者が将来減る理由

〝おごる平家〟のたとえではないが、さしものがんも衰退の兆しを見せ始め、減少傾向に転じるとなれば朗報に違いない。

遠い将来、「がんで死ぬ人が減ってくる」。その原因は何だろう？　ストレートに受けとめれば、国や国民が進めてきたさまざまながん対策の成果が出てきたといいたいところである。

だが、ここでも単純かつ簡単にそう決めつけるわけにはいかない。早速、タネ明かしすると、最も大きな原因は日本の人口が減ってくるからなのである。人口の絶対数が減ればがんに罹る人も減るわけだから、がん死の人数も減って当然である。単純計算では二一〇〇年の人口は約五千万人にまで落ち込むのではないかと予想される（**図表7**）。

がん治療レベルの予想外の進歩が加われば、死ぬ人はさらに減るかも知れない。予想に反して人口が減らない場合は、それに伴ってがん死も減らないことになる。政府の人口対策などが功を奏して仮に人口減少に歯止めがかかった場合には、がん死亡者推定数は単純計算どおりに減少しないであろう。誠に勝手な言い分だが、我々国民にとっては願わくば「人口は減らないでがん死が減って」くれればよいのである。

いずれにしても不測の事態による「変数」が死亡者の増減にどのくらい影響するかはわからない。楠本さんも指摘するように、先に述べた**図表6、7**は決して可能性は低くはないが、あくまでも単純計算で出した予測値である。

年齢別死亡比率の将来は？

がんの総数の問題はさておき、将来がん死亡数が多いのはどの年齢層なのか、調べてみよう。これも同じ厚労省資料だが、**図表8**に示すように、最近の二〇一五年では、「七五歳以上」のがん死亡者ががんによる死亡者全体に占める割合は五四・三八％。これを「六五歳以上」でみると八一・六二％となる。がんが六五歳以上にもっとも多いことを示している。

一方、「二〇～六四歳」は一八・二六％、「〇～一九歳」では〇・一二％となっている。ところがこれを二〇五〇年でみると「七五歳以上」の比率は七〇・一二％、「六五歳以上」で八九・二九％と、がんの高齢者比率が次第に高くなってくる。逆に「二〇～六四歳」のがん死亡比率は一〇・六五％に低下する。

その先、二一一〇年では？　がんの「六五歳以上」でがんで死ぬ高齢者は九〇・三五％と、もう圧倒的な割合になってくる。逆に「二〇～六四歳」の死亡者は僅か九・

図表 8
がん死亡者の年齢別にみた近未来予測（各年代とも数字は％）

年次	0～19 歳	20～64 歳	65～74 歳	75 歳 以上	65 歳 以上　計
2015	**0.12**	**18.26**	**27.24**	**54.38**	**81.62**
2020	0.10	16.39	25.31	58.21	83.51
2025	0.09	15.09	20.56	64.26	84.82
2030	0.08	14.26	19.31	66.35	85.66
2035	0.07	13.50	20.64	65.78	86.42
2040	0.07	12.29	22.66	64.98	87.64
2045	0.07	11.42	22.17	66.35	88.52
2050	**0.06**	**10.65**	**19.17**	**70.12**	**89.29**
2055	0.06	10.26	17.38	72.30	89.68
2060	0.06	10.04	16.67	73.24	89.91
2065	0.06	9.92	17.11	72.91	90.03
2070	0.06	9.89	17.71	72.35	90.06
2075	0.06	9.80	17.92	72.22	90.15
2080	0.06	9.64	18.03	72.28	90.30
2085	0.05	9.58	17.47	72.90	90.37
2090	0.05	9.57	16.62	73.76	90.38
2095	0.05	9.61	16.62	73.72	90.34
2100	0.05	9.65	17.13	73.17	90.30
2105	0.05	9.64	17.55	72.76	90.31
2110	**0.05**	**9.60**	**17.63**	**72.72**	**90.35**

厚生労働省資料より楠本修さんのご協力で作製

がん死亡者の年齢別にみた全がんに占める比率は 65 歳以上で高いが、64 歳以下では低い。この傾向は今後ますます顕著となる。2050 年には 65 歳以上が凡そ 90%、64 歳以下が凡そ 10%となると予想。

計算の仕方は①年齢別に死亡率で死亡数を割って 100 をかけることで年齢別の死亡総数を算出（推計）　②そこにがんの死亡数を総死亡数で除すことで、年齢別のがん死亡率を算出　③各年次の年齢別人口にその係数を当てはめることで、各年次の年齢別がん死亡数を推計。

六％に減る。

将来は全体のがん死亡数は減っていくとしても、年齢層別に分けて考えると、「がんは高齢者の、さらには超高齢者の病気」というイメージが益々強くなることは統計予測数値からもはっきり証明できる。この傾向は加速されこそすれ、弱まることはないであろう。一方では、「二〇～六四歳」の働き盛りの人のがん死も次第に減って九・六〇％となる見通しが示されている。

年齢別疾患死亡比率を比較

がんをはじめ心疾患とか脳血管疾患、肺炎など主だった疾患の死亡年齢別死亡数を全疾患死亡に対する比率としてみたらどういうことになるか、厚労省の別の資料をもとに調べてみた（**図表9**）。

そうすると心疾患、脳血管疾患による死亡の占める比率は、年齢が進んでも男女とも凡そ一定の比率であり、大きな変化はないことがわかる。ところががん死の占める比率だけは年齢が進むと次第に低下する。とくに九〇歳以降の超高齢者で男女ともかなり低

図表 9
主な疾患の死因別死亡確率（主要死因）

男　　2009 年　%

	がん	心疾患（高血圧性を除く）	脳血管疾患	肺炎	その他
0 歳	29.90	14.68	10.08	12.20	33.14
65 歳	29.40	14.93	10.44	13.72	31.51
75 歳	26.12	15.37	10.79	15.39	32.33
90 歳	15.50	17.25	10.79	20.07	36.39

女　%

	がん	心疾患（高血圧性を除く）	脳血管疾患	肺炎	その他
0 歳	20.63	19.09	12.11	11.35	36.82
65 歳	18.82	19.87	12.45	11.99	36.87
75 歳	16.63	20.47	12.73	12.65	37.52
90 歳	9.96	21.53	12.57	14.68	41.26

全死因別疾患に占めるがんの比率は男女とも高齢化とともに小さくなる。代わって肺炎、心疾患などが目立ってくる（厚生労働省の資料から）。

くなる。代わって肺炎、その他の疾患の比率が高くなってくる。

先に述べたとおり、年齢層別にみて「がんは高齢化とともに増えてくる」と述べながら、ここでは逆に「九〇歳過ぎると減ってくる」というといかにも矛盾しているように思われるかも知れないが、誤解のないようにお願いしたい。前者はがんだけについてその年齢比率を「年次的」にみて、将来高齢者のがんが増えてくることを示したもの。後者はすべての死亡疾患に対する個々の疾患の比率をみた、つまり全ての疾患の死亡数のなかでがん死亡数はどの程度あるかをみたものである。だから一切矛盾する話ではない。とにかく九〇歳以上の超高齢者の死因は、心血管系とか肺炎のほうががんよりも多くなるということである。

高齢になるとなぜがんの死亡比率が他疾患に比べ少なくなるのか。これはよくわからない。高齢化とともに身体全体が弱ってくるので、発がん機構そのものも円滑に働かなくなってしまうからなのか。あるいはがん細胞の悪性化が十分進展し得ないのかも知れない。事実、高齢者のがんは若い人達のがんと違って転移も比較的少なく、おとなしいタイプのものが多い。病理解剖でもよく経験するところである。

高齢者がん治療の注意点

遠い将来の数字はさておき、むかしも今もお年寄りと密接な関係にあるがんという病気。高齢者のがん治療を考えてみた。積極的な治療をするべきか否か、仮に治療するとして中年者に対するそれと同じでいいのか。高齢者のがん治療で注意しなければいけないのはどんなことかを簡単に纏めてみた。

高齢者で知っておきたいこと

老人といっても個人差が大きい。六五歳以上の前期高齢者（あるいは準高齢者）、七五歳以上の後期高齢者（単に高齢者）、九〇歳以上の超高齢者といった暦年齢の分類では掴み切れない大きな個人差がある。

しかもすべての臓器が同じレベルで老化するわけではなく、たとえば皮膚や骨の老化は進んでいるが血管や脳がさほどでもないということがある。見かけや外見だけではわからないことも多い。しかし、総体的にいえば高齢者は多くは肉体的弱者であるだけでなく、社会的、経済的な弱者でもあることが多い。このことを忘れてはいけないと思う。

　治療にあたってもう一つ大切なことは患者自身ががん治療を前向きに受け入れようとしているかどうか、である。稀ならず家族の影響が強くて、周囲が患者の意志や希望を無視したり、勝手に変えてしまうようなことがある。たとえば患者はがん治療をやめて自然の成り行きに任せようと思っても家族が治療を強くすすめてしまう。「お父さん、そんな弱気じゃあダメでしょう！」などと患者が家族から声高に責められる。病院内でときに見かける風景である。

　しかし人間の生き方、死に方を決めるのは医者でもなければ家族でもない。あくまで患者本人なのである。それだけに患者本人の正直な心の内をぜひ確かめたい。もし治療の意欲がないときには、積極的な治療はむしろ避けたほうがよい。

　もう一つ、高齢者はいろいろな疾患を抱え込んでいる可能性がある。とくに肝臓、腎臓、その他に隠れた合併症がないかをはっきりさせておく必要がある。またそのためにどんな治療を受けてきたかの経緯を正確に確認しておきたい。予期しないことによる死亡をなくするため必要なことである。

留意しておきたいことはほかにもある。冷酷に聞こえるかも知れないがあと何日ぐらい、あるいは何か月ぐらい生きられそうか。つまり「余命の予測」である。余命は予測数字どおりにいくとは限らないが、治療にあたっての留意事項の一つではある。

特に超高齢者のがん治療は？

超高齢者（九〇歳以上）のがんはあまり苦しまないことが多い。若い人のがんに比べ激しい痛みを伴うこともなく、本人もそれほど苦痛を覚えない状態で推移していく。九六歳で亡くなった私の実姉もそうだった。

とすれば、超高齢者のがんは若い人に対するような積極的ながん治療を必要としないことが多い。結局、対症療法と介護の対応で十分ということになる。

というようなことをいえば、「自分は違う」「みんなと同じ治療をして欲しい」と異議が出てきたり、「高齢者を見捨てるような言い方は許されない」とお叱りをいただくかも知れない。

だが、「がん化」と「老化」の宿命的な関係を素直に受けとめ、またわが国全体の医療費逼迫の現状を考えると、超高齢者には積極的な治療を行わない選択もあり得ると思う。

いずれにしても治療を受ける患者本人の死生観とか家族の意向にもかかわる重たい問題である。「超高齢者のがん治療はいかにあるべきか」は予め病気になる前の健康なうちに、家族を含めみんなで十分に論議し合い、予め結論を出しておくべきことではないかと思う。

成人との違いをよく知りたい

高齢者といっても成人と同じようながん治療に十分耐え得る人もいる。外科療法、放射線療法、化学療法を成人と同じように受け、とくに支障がない方もおられる。とはいっても大部分のお年寄りは体力の衰えがあって、また肝機能、腎機能も低下していることが多い。治療による副作用が出やすい。とくに結核などの合併症のリスクも高くなる。

本人の強い希望で外科手術を受けたとしても、術後の回復が悪く、そのあと長くベッドに伏すために足腰が弱まり、寝たきりになることも多い。認知症を発症してしまうこともある。要するに、外科手術のあとで期待されていたもとの状態に戻ることなく、自立性を失ってしまうケースが少なくない。

化学療法についても同じである。薬漬けになっている高齢者が少なくないのだが、多種類の薬を飲む「多剤併用」はふらつきや臓器障害などの副作用の危険性が高くなる。高齢者は外観上、成人との差がないように見えても、内臓機能の低下なども含めると体力的にかなり弱っていることが多い。薬の成分を体外に排出する機能も衰えているために、思いがけない副作用を起こすことがある。この副作用を副作用と気付かずに治そうとして別の薬が追加投与されて、かえって体調を崩してしまうこともある。

化学療法の投与量は通常、成人を基準にして算出されている。高齢者は薬を分解する機能が下がっている可能性もあるので、少量投与で状況を見ながら増量していくといったきめ細やかな対応も望まれる。

放射線療法は外科や化学療法にみられるような心配は少ないと思われるかも知れないが、必ずしもそうではない。細心の注意は勿論のことである。

合併症に気をつけること

むかし、がん患者は「悪液質」で死亡すると考えられていた。若い人達は聞いたことがない言葉かも知れないが、極端なやせ衰え、目のくぼみ、皮膚の浅黒い様相などである。がん細胞から産出するトキソホルモンによって起こるとされた。だが、最近はこれに適切な処置を施すことによって悪液質で亡くなる患者はほとんど見られなくなった。

現在でも、がんそのものが直接的な死因となる「がん死」といわれるようなケースは必ずしも多くはない。とくに高齢者のがんはそれ以外の病気、つまり肺炎の併発とか、高血圧による循環器疾患（心筋梗塞、脳出血）、糖尿病、肝、腎の障害によって死亡することが多い。

最近目立つのは、認知症をもった高齢のがん患者が多くなってきたこと。時代の流れでもある。この二つの現代病を合わせ持つ患者の看護、介護はまた想像以上に大変なようである。

「病気はがんだけではない」「がんだけに捉われていてはいけない」「がん以外の、高齢化に伴って起きがちな周辺のあらゆる疾患とか症状への前もっての対応が大切である」。高齢者のがん医療についていま私達が学びつつある教訓である。

がんを治療をしない選択も

がんが進行し、もはや治療の対象になり得ない病期と判断されたとき、一般的な対症療法とか食事療法を行うだけで、少なくとも積極的ながん治療はしない。つまり特別なことは「何もしないで自然にまかせること」も実は勇気ある選択の一つなのである。

このように決めたときの利点は、治療したことによる万が一の副作用とか合併症を心配することなしに余命を静かに送ることが出来ることである。ただ、「治療をしない」と決めるまでの心の葛藤にはなんとしても耐えなければならない。

ところが客観的に十分治り得ると考えられる比較的「初期のがん」であっても、敢えて治療を受けようとしない人が稀におられる。がんとどのように闘うかは一人ひとりの生命観、死生観にもかかわることであるから第三者が軽々しく論評すべきではないのだが、治る見込みの十分にあるものまで最初から諦めてしまうのはいかにも残念なことである。

「治療しない」ということに関しては注意していただきたい点がある。何もしないこと、つまりがんを放置しておく無治療のすすめは一見して慶応大病院におられた近藤誠さんの主張と同じものと受けとめられかねないことである。

しかし、私がいま述べた「治療をしない」という判断は、がんが進行し治療はもう難しいと考えられる高齢者に対するケースである。一方、近藤さんは、十分治り得る、かなり早い時期のがんも含めすべてのがんに何もしない「放置療法」を推奨している。ここは私の考え方と基本的、根源的に違う。似て非なるこの二つの意見の違いを誤解なく十分承知いただきたいと思う（拙著「人間腫瘍学」を参考に）。

高齢化による医療費の膨張

「高齢者のために毎年膨大な額の医療費が使われている」。こんな報道に接する度に、肩身の狭い思いを抱く人も多いのではないか。高齢者の福祉は一般論として社会にとっての大きな負担になっているのは間違いないことだが、世のなかの高齢化だけがわが国全体の医療費増の原因ではない。全体的な医学の進歩も医療費の膨張を招いている。おカネのことは本書の主題ではないのだが、将来ますます深刻化する問題だけに私見をいくつか述べておきたい。

原因は高齢化と医学の進歩

がんの最終的な解決——誰しもが充足した人生を送って、やがて寿命の限界のときに「天寿がん」で生を全うする。そんな満足できる状況を実現するには、それなりの社会的な、あるいは個人的な環境や条件が整っていなければならない。そのためには膨大なお金がかかる。その大きな部分を担うのは国民医療費である。

図表 10
年齢階級別 1 人当たり医療費（平成 25 年度）**の年齢との関係**

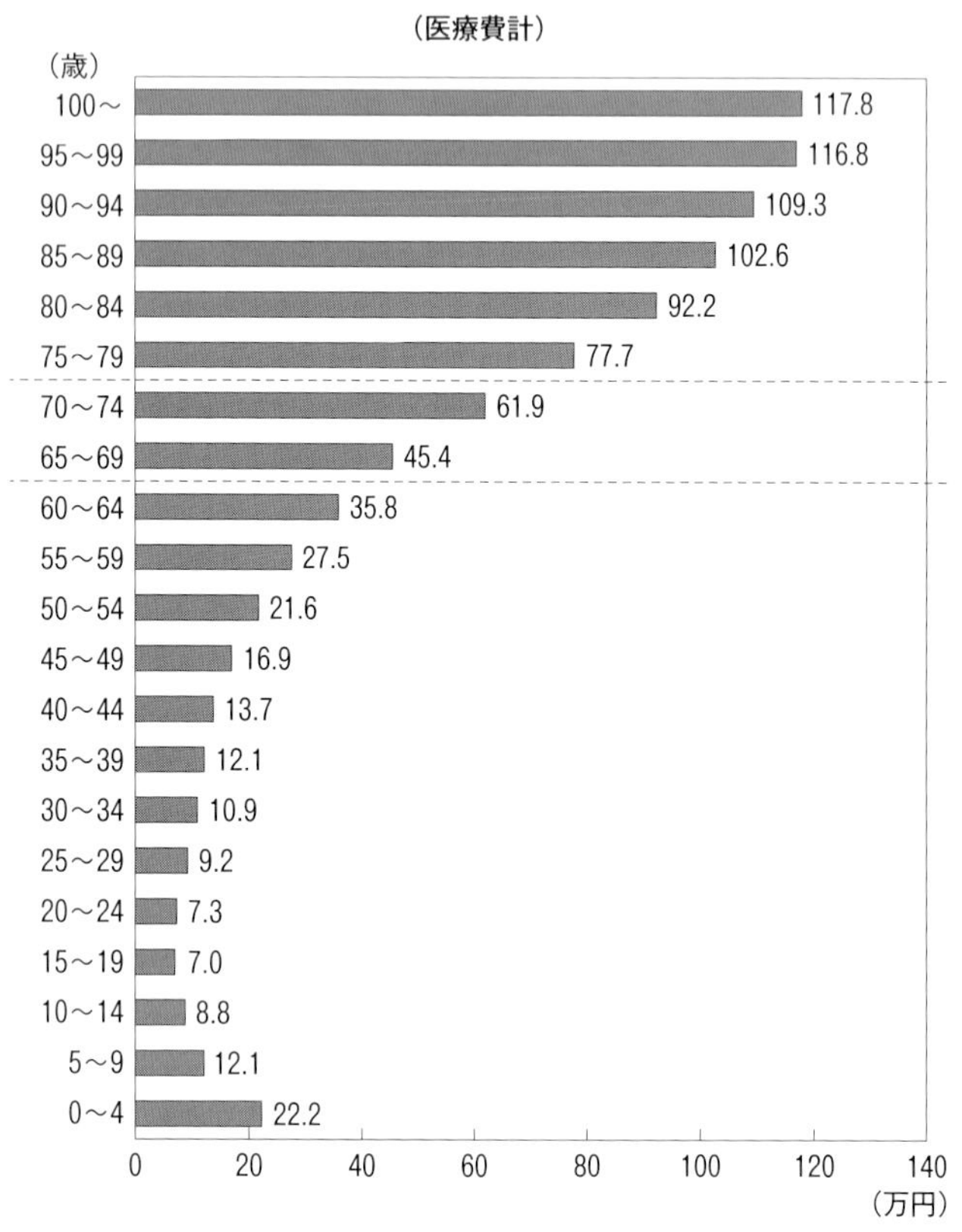

※「医療給付実態調査報告」(厚生労働省保健局)等より作成
医療費は年齢とともに上がる。とくに入院費が。

高齢者が増え、医療が進歩すればするほど図表10に示すように医療費は当然増え続けていく。医療費はいま恐ろしい勢いで増え続け、国家財政上由々しき問題になって、財政破綻の心配さえ囁かれている。

最近、「分子標的治療薬」なるものが登場してきた。がん細胞の持つ特徴的な弱点だけを狙い撃ちしてがんの増殖を抑えようというものである。詳細は省略するが一般に高価であるという点で代表的なものは肺がん治療薬のゲフィチニブ（商品名イレッサ）。

ところが、その後新たに登場してきた「免疫療法薬」はもっと極端に高価なのである。とくに免疫チェックポイント阻害剤（たとえばオポジーボ）は一年間使うとしたら一人当たり凡そ三、五〇〇万円が必要といわれる。これが効くのはメラノーマ、肺がん、頭頸部がん、腎臓がんなどの二〇～三〇％。しかもその種のがんでも実際に効くか効かないかは個々の患者に使ってみなければわからない。この薬を仮に一年間に数万人の肺がん患者が使うとしたら、それだけで経費は一兆円を遥かに超える。

オポジーボについては二〇一七年二月から薬価は半額に切り下げられた。医療保険財政を圧迫するとして問題化されたため、政府が定時の薬価改定を待たず、異例の緊急値下げを行ったためである。だが、勿論これで問題が解決されたわけではなく、「焼け石に水」の感じを免れ得ない。新しい第二、第三の超高価なものが次々と出てくるからである。薬品メーカーはオポジーボに限らず「新薬の開発には長い年月と巨額の経費がかかる」と訴えるが、これも理解できないことはない。良い薬はみんな高くなる要因を持っているのである。

医療費の高いのは薬のせいだけではない、その他のさまざまな理由もあってわが国の医療費は年ごとに増え続け、遂に四〇兆円を突破した。二〇一三年度には国全体で年間五一・二兆円になるとの推計値が公表された（二〇一六年一〇月、政府試算）。一〇年後には五五兆円になるという予測もある。

二〇一三年度の一人当たり年間医療費は六五歳以上の人が七二万円余り。六五歳未満の人達の四倍という。高齢者は病気や傷害に悩むことが多いだけに医療費は当然かさむ。幸い日本は世界に誇れる皆保険制度や高額医療費制度があるために高い自己負担による個人破産の話は余り耳にしない。だが、現在、国の財政悪化の懸念は深まる一方でこれが危機的状況にあるといっても決していい過ぎではないのである。

治療医学で経費膨らむ

仮にステージⅢ、Ⅳの進行肺がんを治そうと分子標的薬など最新の薬を使ったとしよう。それでも完全治癒はなお難しい。うまくいったとしても患者の生命を半年、一年延ばす程度のことで終わるケースが多い。そんな状況なのに、一方でかかる費用は莫大なものになる。

だが、ここでちょっと立ち止まって考えてみよう。私達はタバコを止めるなどの身近な生活改善によって、がんの罹患（発生）年齢を半年、一年どころか五年でも一〇年でも、さらにそれ以上にも長く延ばすことが出来る。しかもその生活改善にはお金も左程かからない。

だから少しでも長く生きようとするのであれば、がんになってから慌てて莫大な医療費を使うのではなく、がんにならないような努力を早くから始めたほうがその「延命効果」は遙かに大きい。しかも桁違いにといってよいほど安上がりである。だれにでもわかる話である。

現在のがんの医療費はほとんどが治療にかかわるものである。だから治療にかかる経費を予防に振り替えることが出来ればそれでよいのである。ところが国をあげての予防活動はなかなか始まらない。

肝心のがん研究者も予防にはあまり興味を示さない。わが国にも「日本がん予防学会」というのがある。日本の伝統的ともいえる、がんを人工的に作る研究をやってきた病理学者が、発がんの予防研究を行って成果をあげているが、研究の輪はなかなか拡がらない。

臨床の先生方も同じである。第一線の現場で働く医師は診療報酬に書かれた内容にそって治療を進めることに熱心だが、がんの予防など収益に結びつかないことにまで手が延びない。仮に手を延ばそうとしても経済的な裏付けがない。こういった問題を解決していくために診療報酬の中味に立ち入って、予防医療に向けての舵取りが必要になる。

最近、明るいニュースも耳にする。非喫煙者に対する保険料の負担を軽減するとか、還付金といって自分が払い込んだ保険料が戻ってくるといった商品が登場してきたようである。健康であることによって保険料が見直しされることもあるらしい。いずれも予防への勇気づけに役立つ結構な話だと思う。

不健康な高齢者に使う経費

仮に我が国における医療の大きな流れが治療医学から予防医学に転換したとしても、医療費が無条件で節減できるわけではない。がんにならずに長生きしたとしても、必ずしも医療費の節約に結びつくとは限らないということ。なぜかといえば、年齢をとればとるほど人間はいろいろな疾患、症状に対する治療や介護をかかえ込むケースが多くなるからである。勿論、がんも増えてくる。

予防医療は少なくとも短期的に見る限り、医療費の節減効果を確かに期待できるのだが、長期的に見ると必ずしもそうではないということになる。極端ないい方をお許しいただければ、医療費節減には、余り長生きすることなく適当な年齢で逝った方がよいということにもなりかねない。私の愛煙家の友人が「タバコを吸って国税に協力し、あまり長く生きることなく早目に死んで国の医療費節減に貢献したい」との言葉を残して定年間もなく逝った。せいいっぱいの苦いユーモアをこめて語ったのだろうが、いまだに私の心に痛く残る言葉である。

がんに罹って幸い治ったあと長生き出来たとしても、とにかく人生の終焉に至るまで健康であり続けることが大事なことになる。健康長寿が続く限り医療費、介護費はあまり心配しなくてよいが、逆に疾病をかかえたり、寝たきりなど不健康の期間が長くなればなるほど医療費、介護費の支出はかなり大きくなる。現在、わが国の「不健康寿命」の期間は男で九年、女で一二年といわれる。

私達一人ひとりの幸せのためにも、狙うべきは健康長寿を出来るだけ引き延ばし、不健康な期間を可能な限り短くすることである。「丈夫で長生きバンザイ！」。不健康な「長命」ではなく、健康的な「長寿」を求めたい。医療費、介護費節減のためのもっとも基本的な必要条件はこれである。

寝たきりの経費はかさむ

ヨーロッパの多くの国では「寝たきり老人はいない」という。全くいないとは思えないが非常に少ないのは事実のようである。寝たきりになる前に多くは亡くなってしまう。「食べられなくなったら人間終わり」というのがヨーロッパ人の死生観の基本にある。

日本では食べることの出来なくなったお年寄りが病院で輸液を受けたり胃ろうをつ

くったり、とにかく無理してでも長く「生かされる」ケースが多い。こういう延命指向は家族の希望によることが多いのだが、そうであったとしてもこのような患者を生かし続けることにどんな意味があるのだろうか。

見方によっては患者を苦しめ、これが患者への人権無視になっていることはないのか。少なくとも患者のためにはなっていないだけでなく、医療・介護費の無駄使いになっていることに気付く必要はないものか。

こんな無意味な医療ではあっても、これを行わないと「最善の努力をしていない」と患者家族からクレームされたり、時には訴えられたりすることを怖れて、医療者側はすべてを承知のうえで処置することもあるようだ。

いずれにしても出来るだけ「無駄なことはしない！」と割り切る合理的コンセンサスが是非盛り上がってほしいものである。こうした意識変革がなければ、すべての医療費節減の政策は宙に浮いてしまう。

私事で恐縮だが、私自身は余計な延命措置は断固拒む姿勢を崩したくないと考えている。前もって身内や医師にははっきり意志を伝えてある。

オーストラリアの試みとは

オーストラリアに永住の私の親しい友人から最近次のようなメールが来た。

「高齢化して肉体が弱くなり、心に覇気がなくなるのは止むを得ないと思いますが、オーストラリアの人達は病気にならない方策を常に意識しています。国や州政府が医療費や介護費を極力節約したいとの意向が見え見えなのです。患者に出来るだけ薬を出さない、入院させない、この二つのことに徹底しています。手術でも早ければ数時間後、長くとも二、三日で退院させます。がんなどでも病状によると思いますが長期入院は殆どありません。医師が薬を出すときも患者とよく議論したうえで最低限必要な分だけにしています」。

日本ではどうだろうか。医師による薬の過剰投与が指摘されて久しい。高齢者が病院から出された多種類の薬を服用し副作用でかえって健康を害したりする。また処方された大量の薬を飲み残す「残薬」も問題になっている。がんの治療でも無駄な薬が投与されていないだろうか。

医療サービスでの無駄もなくしたい。やりくり知恵をしぼって効率化を図り節減できるところはないものか。

入院日数もつい長くなりがちである。外国に比べ明らかに長い。急性期病床や高齢者の療養病床についても、入院日数の短縮への努力の必要性はいうまでもない。

医療費節減めざす身体運動

平日の昼下がり。公園や広場で体操やウォーキングに励む人が増えてきた。いまや全国的な日常の風景である。日中の仕事を終え、夜歩く夫婦やサラリーマンもいる。タバコのような「悪いものを避ける」努力は大切だが、「いいものを積極的に取り入れる」姿勢も大切にしたい。その代表的なのは「日常的に身体を動かすこと」。

身体運動は健康寿命の延長、不健康な期間の短縮に大きな役割を果たしている。がんの予防効果だけでなく、心筋梗塞を防ぐ効果も決して小さくはない。鬱、認知症の予防にもなる。さらに手足、関節の不自由になるロコモ症候群の予防にもなる。いずれも医療費や介護費の節減におおいに役立っている筈である。町をあげて体操に取り組み、医療費の節約効果を上げた自治体が時折りテレビで紹介される。

介護を必要とするもとの原因疾患は六〇歳代の人では脳卒中の後遺症がもっとも多いのだが、八〇歳代では「フレイル」といわれる加齢による全身衰弱のほか、転倒、骨折、認知症によるものが大部分を占める。フレイルそのものは止むを得ないものがあるとしても、身体運動は少なくとも転倒、骨折、認知症に相当の予防効果を示すようである。ということは身体運動で介護費の節減効果がおおいに期待できるということになる。

運動施設の増設、また運動普及のための組織づくり、指導員の養成やキャンペーンなど、市民が結集して積極的に取り組んでいくべきであろう。

まだ限られた一部の施設だが、生活習慣病に治療効果がある運動療法を行う「指定運動療法施設」では施設利用料は治療費とみなされ、所得税の医療費控除の対象になるという。運動に使われる経費は運動をしないことで生ずる病気の治療費とは比較にならないほど安く済むことを社会全体がもっとよく理解したいものである。

身体運動の習慣は早いうちから始めたい。若い時から始め、高齢になるまで息長く継続すること。高齢になったあとも終生可能な限り長く続けること。私自身、いまでも自宅で毎朝、シャワーを浴びたあとの三〇分以上の身体運動を欠かさない。人様にはあまり見せたくない我流の体操だが、一日の心身活動を始めるにあたってのリズム感を生む基になっている。

自己責任の意識に期待する

医療費の話題に戻る。自己責任は平たくいえば「自分は自分が守る」「自助努力」「他人に依存しない」「国や社会に迷惑をかけない」ことだと私は考える。これは医療費節減の基本でもある。

　医療費の問題に「健康の自己責任論」をもち出すことには、いささか躊躇するものがある。とくに経済的なハンディをもっている人に自己責任をいうのはあまりにも酷かと思う。弱者救済には当然、十分に配慮されねばならないのだが、ただ、この福祉重視の流れに便乗するかのような「国や自治体など、より大きなものへの〝もたれかかりの精神〟」といったものが世のなかに大手を振って歩き始めていることはないか。どうせ「官のカネ」「健保組合のカネ」だからと安易にたかる精神が多くの人の心を蝕んでいることはないのだろうか。

「自らに厳しく」というが、身を削るくらいの自己責任、自己犠牲の気持ちが一人ひとりの気持ちのなかに芽生えてくることが大切ではないかと思う。これはとくに高齢者には高齢者いじめとして受け取られることのないように、痛みわけの心をご理解いただければと思う。こういったことを衆知徹底し啓発するためのメディアの協力もほしい。

少なくとも高騰する医療費の問題は政府、製薬会社、あるいはがん患者だけの問題ではない。一般市民、とくに高齢者が国の医療費節減にもっと大きな関心をもち、協力も惜しまないという積極的な態度をとらなければ、日本の世界に誇る医療制度もやがて崩壊の危機に直面することは間違いない。少なくとも次世代の人達にツケを廻すことがあっては絶対にいけないと思う。

年齢制限の導入も必要では

米国ペンシルベニア大学の医療倫理・保健政策学部長のエゼキエル・エマニュエル博士は最近こう訴えている。「私は七五歳で死にたい。なぜか。人間の活力は七五歳がピークであって、それ以降はすべての面で加齢とともに活力は低下する。だから七五歳を人生の終着駅と位置づけ、自ら命を断つことはしないがとくに延命を望まない。いまの高齢者は自分達の両親よりもみんな長生きしているが、これは本当に望ましいことなのか。ただ長く生きることがよいことではないことに気付き、こういったことを若い人に対して伝えるmentorship（よき助言者であること）が大事である」（「The Atlantic」二〇一四年一〇月号）。

「医療にも年齢制限を」。これも私の念願する医療改革の一つである。

生命保険にいろいろな年齢制限がある。ある年齢以上になれば加入できなくなることは誰でも知っている。がん検診でも欧米など世界的には乳がん、子宮頸がん、大腸がんについては七〇歳を上限としている。同じようにがんの治療面でも、とくに超高価な化学療法や免疫療法を使うような治療に際しては年齢制限を適用できないものか。

わが国ではいま七〇歳以上の「医療費負担の引き上げ」が検討されている。「高額医療費制度」というのがあって、医療費の個人負担が一定額（所得に応じて異なる）を超えると、その分を健康保険側が肩代わりしてくれる仕組みである。こんなに少ない個人負担で高度医療を受けられる国は他にはないと思うのだが、この制度も含めてこれからは七〇歳以上の高齢者への優遇措置を段階的に縮小しようというのである。改正が実現すれば、それなりの効果はあるだろうが、ただこれだけで国民医療費膨張という危機的な事態が納まるとは考えられない。医療費削減のほんの一歩に過ぎない。

ついでにいえば、年齢の上限だけでなく下限の制約もあってよいと私は考える。アメリカでは大腸がんの検診は五〇～七五歳、乳がんは五〇～七四歳、肺がんは五五～八〇歳と臓器別にその実績に基づいた検診が推奨されている。いずれも「年齢」というものに対する強い関心というかこだわりがある。これが結果的に医療費の合理的な節減に役立ってくる。

「高齢者の定義」見直しも

むかし八〇歳といえば相当の高齢者に見えたものだが、いまは八〇代でもまだ若々しく元気な人が少なくない。大体、年齢一〇〇歳を超える人が全国で七万人に迫るという時代である。となれば高齢者の枠組みというか、その定義そのものを変えてみてもよいのでないか。みんなが長生きで平均寿命も延びたのだから当たり前といっては当たり前の話である。

厚生労働省が二〇一六年に発表した高齢者に関する意識調査で「高齢者だと思う年齢は？」と尋ねたところ七〇歳以上との回答が四一・一％で最も多かった。次いで現状の六五歳以上と考える人は二〇・二％にとどまり、七五歳以上と答えた人は一六％。これに従えば現在「六五歳以上」となっている高齢者の定義を少なくとも「七〇歳以上」として何もおかしくない。

最近、日本老年医学会では「七五歳以上を高齢者とする」と提議したようである。医学的にみて当然の提案であろう。これが直ちに公的年金の受給開始年齢のさらなる引き上げに結びつくわけではないが、仮にそれへの一歩になるのだとすれば勿論雇用の延長をはじめ十分な議論が必要なことはいうまでもない。

ただ、この年金の問題はさておき、こうした高齢者の位置づけの見直しというようなテーマになると、世論は決して温かくはない。残念ながらこのような提案は口にするだけでも顰蹙（ひんしゅく）を買うようないまの世の中。「弱者への冷遇」などと非難の集中砲火をあびることは想像に難くない。

一部の若手政治家が「この痛みを伴う改革から逃げてはいけない」と訴えている。高年者偏重の社会保障をこのままにしたら国家経済が破綻することを憂えるという立場から、かなり真剣な訴えだと私は受けとめている。

しかし、これも多くの政治家からは「高齢者いじめ」のとんでもない暴論として冷ややかに見られているようである。でもいつかこんなことをオープンに、冷静かつ真剣に論議しなければならない時代がやって来ると私は予想している。

医療費節減のための個人的な提案をいくつか紹介してきた。医療行政を行う側や、実際に医療を担当する側に対してだけではなく、受益者である患者側、とくに高齢者への厳しい意見も率直に述べた。医療費の過度の膨張から医療制度そのものの危機まで論議される現在、老人だけが特別扱いされ、問題の対象外に置かれることは許されないと思うからである。

Ⅳ

次世代に期待のがん予防

「罹患年齢の延び」の真相

「年齢調整」という言葉を時折り見かける。各種の統計に用いられる方法で、調査対象になった人達の年齢構成の違いによって生じる調査結果の偏りとか歪みなどを是正して、より客観的にそこにある本質を見ようとするものといわれる。なかなか難しい説明だが、本当のところどうなのか。

本書の最初のI章では「がん罹患年齢の延び」について述べた。それは現実に見られる現象であり、その原因として人口の高齢化、つまり「みんな長生きした」ことを挙げた。でも、そう「単純化」して考えてよいものなのか。高齢化以外になにか隠れた本質があるのではないか。こういったことを正しく理解するために、罹患年齢の延びを「年齢調整」してみることにした。この項で順序立ててわかり易く説明してみよう。

実態究明には年齢調整も

わが国のがん患者の死亡数はいまは年間凡そ三六万人。間もなく四〇万人になる。この数字は以前からどんどん増えている。これはがんが増加するような何か特別の原因（たとえば私達の環境にある発がん物質が増えたなど）があって生じた現象なのか、それとも単純に高齢者が増えたからなのか、これをはっきりさせる必要がある。

その疑問をつきとめるためには「長生き」の影響を除いて調べてみようということになる。ここに「年齢調整」の狙いがある。詳細は省略するが、その年齢調整をした結果、例えばわが国のがん死亡の増加は見られなくなるとか、むしろ治療成績がよくなったせいでいくらか減少の傾向さえあるということがあった、とする。そうなるとわが国のがん死亡数の増加は特別の原因があってのことではなく、高齢者が増えたことによる見かけ上のものという結論が導き出されるわけで、実際にそのような結果になったのである。

同じようなことを「がん罹患年齢の延び」にも適用したらどうなるか。つまり年齢構成の違いを調整し比較してみてもなお、「がん罹患年齢の延び」が見られるかどうか。それでも延びが見られるのなら、罹患年齢の延びは本質的になにか「特別の原因」が隠れているとの解釈ができるし、もし延びが見られなければ見かけ上のもの、つまり高齢者人口が増えたことがその理由ということになる。

実際に年齢調整をしてみた

幸い、本書の最初に紹介した「がん罹患年齢の延び」の事実について私が大阪大学教授の祖父江友孝さん、札幌医大准教授の加茂憲一さんらにお伝えしたところ、両氏らはがんの罹患年齢の延びを示した宮城県のデータに注目して下さった。さらに加茂さんらは新たに国立がん研究センターで集計中の全国八五万人のがん罹患・死亡年齢の資料(一九七五〜二〇一一年)をもとに年齢調整をして、がん年齢(罹患年齢と死亡年齢)を詳細に検討してくださったのである。

「調査内容」に入る前に「調査方法」を少し紹介したい。まず「年齢調整」にはいろいろな方法があるらしい。今回、加茂さんが用いたのは罹患や死亡の累積リスクを生命表によって算出する方法。その結果を「ヒートマップ」heat mapという方式で視覚化した結果を**図表11、12**に示す。

がん罹患年齢は若年化?

加茂さんによると図表の読み方は次のようになる。

図表11
年齢分布調整後の死亡リスク（男女計）

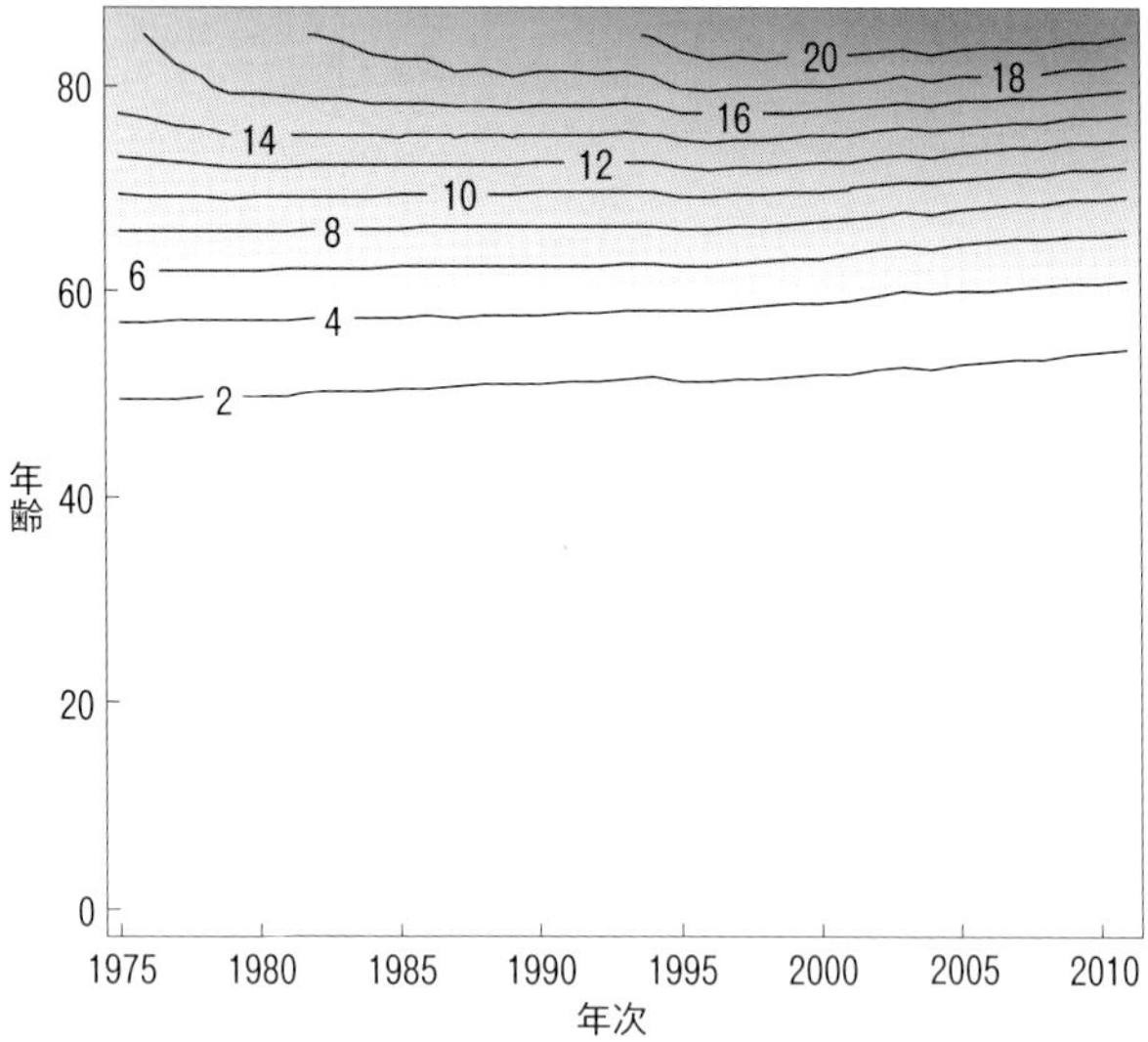

年齢構成に捉われないがんの累積死亡リスク（横軸に年次、縦軸に年齢）。年次とともに死亡年齢はやや右上りの高齢化の傾向が伺える。
（加茂憲一、祖父江友孝さんのご好意による）

図表 12
年齢分布調整後の罹患リスク(男女計)

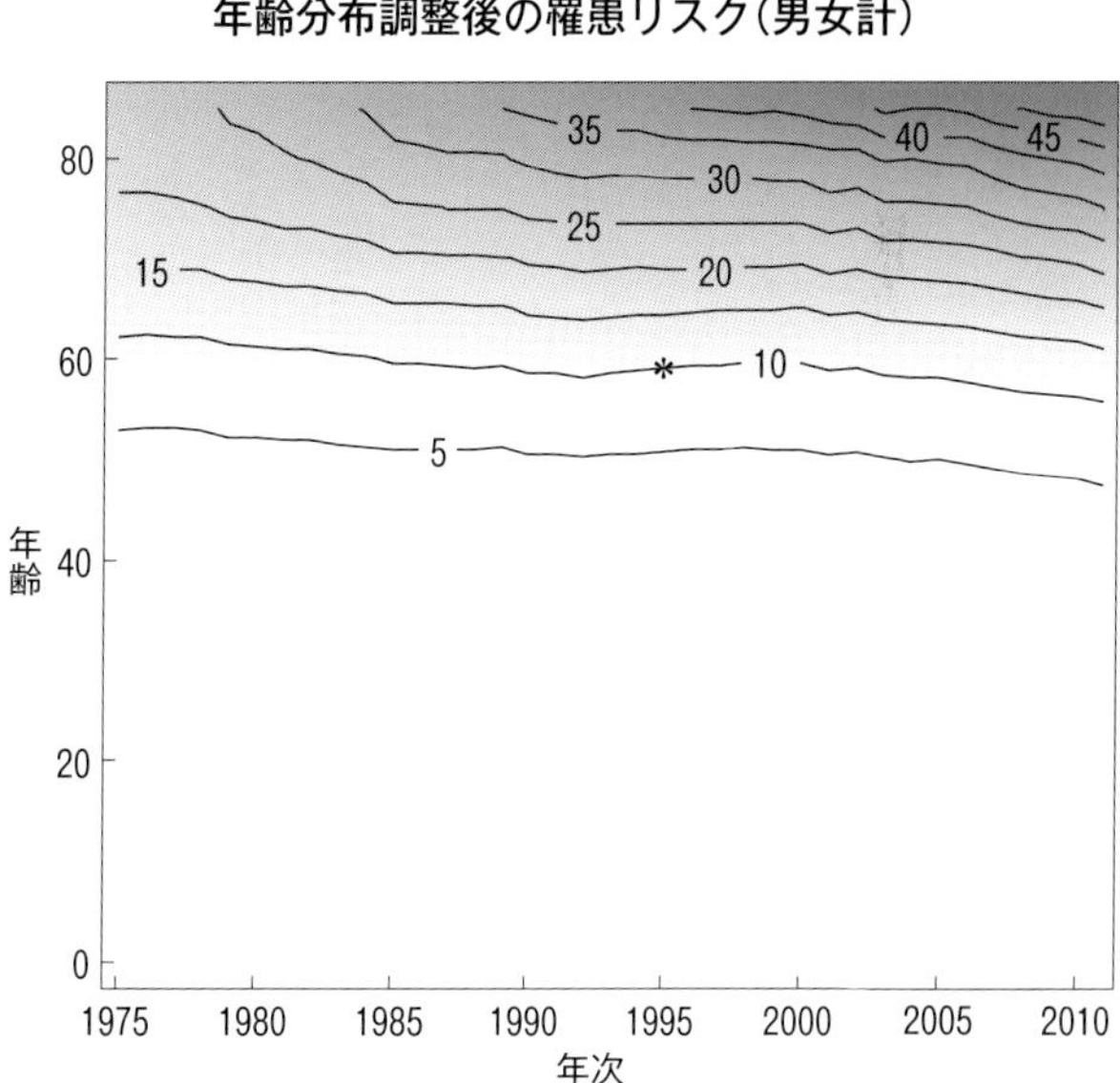

年齢構成に捉われないがんの累積罹患リスク(横軸に年次、縦軸に年齢)。年次とともに罹患年齢はやや右下がりの若年化の傾向が伺える。
*は 1995 年においては 60 歳までに 10%(厳密には 10.64%)ほどの人が罹患することを示している。
(加茂憲一、祖父江友孝さんのご好意による)

「まず図表11と12はそれぞれ累積死亡リスクと累積罹患リスクを、インクの濃淡と等高線で表現したものです」。「横軸を年次（カレンダー年）、縦軸を年齢とし、この座標上に累積リスクの高低を表現しています。我々がよく目にする地図が、縦軸を緯度、横軸を経度とし、高低を等高線で表現しているのと全く同じ考え方です。図のなかで色が濃い箇所はリスクが高いことを示し、両図表共にグラフの上側の色が濃くなっているのは、加齢によるリスク上昇を表しています。また、等高線上の数字は累積リスクを％で表しています」

「年齢調整をして人口高齢化の影響を全面的に除いたときの『死亡年齢』を図表11から読み解いてみます。同図表の等高線にはいくらか右上がりの傾向がありますが、これは、ある特定の死亡リスクに到達する年齢が高齢化していることを意味します。これは、死亡年齢に高齢化の傾向が見られると捉えられるのですが、むしろほぼ横ばい（死亡年齢に変化はない）の状況といってもよいでしょう。」

「一方で『罹患（発見）年齢』には若年化の傾向が見られます。それは図表12の等高線が右下がりの傾向にあること、すなわちある特定の罹患リスクに到達する年齢が若年化していることからわかります。例えば、二〇〇〇年には六〇歳の累積罹患リスクが一〇・二八%であったのが、二〇一〇年には一一・五一%に上がります。一〇年間で六〇歳の罹患リスクが約一・二三%上昇した事実は、特定の罹患リスクに到達する年齢が下がってきている、つまり罹患年齢が平均的に下がってきていると解釈できます。」

「男女別で同様の図を作成すると『罹患年齢の若年化』は主に女性に見られました。それは女性のヒートマップにおける等高線が右下がりになっていたことからわかります。恐らく乳がんや子宮がんといった若年層のがんが増えてきた影響ではないでしょうか」(図表省略)。

すこし難しい話になったかも知れないが、要するに年齢調整をして人口高齢化の影響を取り除いてみると、「死亡年齢の延び」は大きく縮小し「横ばいの状態」に近くなる。一方、「がん罹患年齢」は若年化、あるいは低年齢化の傾向が見られる。これは、宮城県の調査結果を知る前に私が漠然と抱いていた「検診や診断技術の進歩によって、がん罹患(発見)年齢は当然早くなっているのではないか」という考えが間違っていなかったことにもなる。

図表 13
がんの罹患年齢・死亡年齢の年齢調整の前後の関係

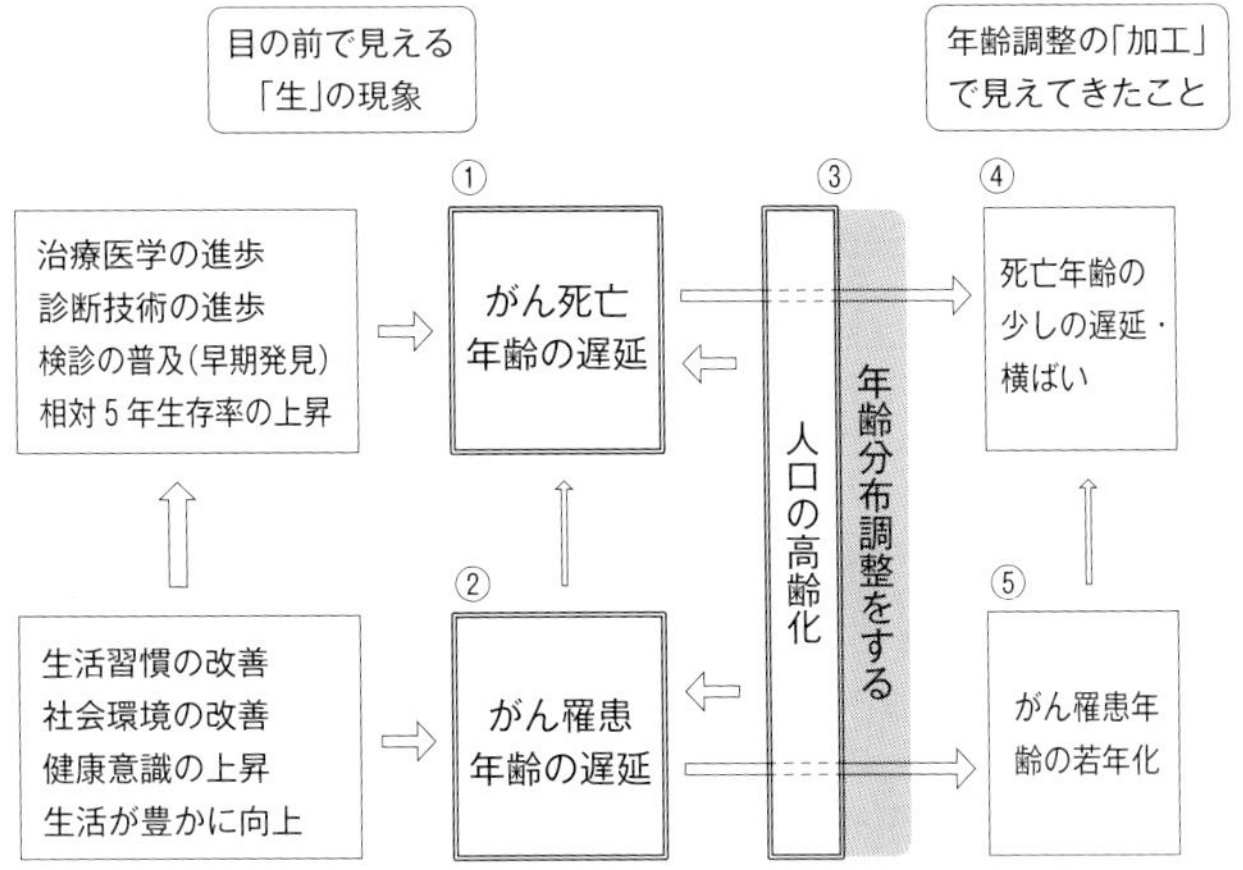

年齢調整をする前と後でがん死亡年齢、罹患年齢がどのように変わるかをみたもの。

高齢化によって①がんの死亡年齢の遅延と、②罹患年齢の遅延が見られる。

これを年齢分布調整という「加工」操作③によって高齢化の影響を除いてみると、④死亡年齢の少しの遅延か、あるいは横ばいと⑤がん罹患年齢の若年化が見えてくる。

年齢調整の前と後のデータは同じ土俵で論ずべきものではなく、両者ともに正しい。

どちらの立場で考えるかは当事者が決めること。

年齢調整の前と後を比べる

がんの罹患年齢・死亡年齢を年齢調整する「前」と「後」とがどういう関係にあるかをご参考までに示してみたのが**図表13**である。この図表を子細に検討してみると全体の関係がよく見えてくる。

だが、この図表をみていると、いままで述べてきた「がん死亡年齢の延び」とか「がん罹患年齢の延び」は間違いで、年齢調整後の結果、つまり「死亡年齢の横ばい」とか「罹患年齢の若年化」だけが正しいとうっかり錯覚してしまうかも知れない。とくに疫学者は一般に年齢調整して考えることが常識化しているからなのだが、年齢調整後のデータのみが正しくて、調整前の数値は間違いといわんばかりの見方をされることがある。だが、それは正しい考えではない。実際は年齢調整をする「前」のデータも、年齢調整をした「後」のデータもともに正しいのである。

加茂さんの説明によると年齢調整をかけて見る前（図表13の左側）は「生のデータ」であり、年齢調整をした後（図表13の右側）はいわば「加工されたデータ」であって、この二つの数値は本来同じ土俵のうえで議論すべきものではない。ただ、問題はどちらのデータを重視し、どちらの立場に立って考えるかだけのことである。そのいずれの立場に立って考えるかは読者というか個々の当事者が決めることなのである。

この際、もし筆者が意見を求められれば、今回の問題に関する限り「加工」された年齢調整後のデータを尊重しながらも、むしろ「生」の年齢調整前のものを重視したい。本書ではすでにその視点に立って一貫して述べてきたつもりである。

なぜ「生」のデータを重視するのか。

繰り返しになるが、年齢調整で見た加工データは医学の進歩の一端を示したもので、私自身初めて知った興味深い知見であった。ところがそういったこと以上に私は「生」のデータ、つまりがん年齢の延び（高齢化）そのものにこそ、わが国の将来のがん対策の中枢に関わる社会医学、公衆衛生上の重大な問題があると考えたいからである。

罹患年齢の延びの真相は？

それにしてもがんの「罹患年齢が延びている」といったり、年齢調整すると「罹患年齢が若年化している」といったりでまだよくわからない、との印象が残るかも知れない。もっとわかり易く説明が出来ないものか。

結局、簡単に次のように考えたらよいのではないかと思う。

検診の普及や診断の進歩によって確かに「がん罹患（発生）年齢の若年化」が見られるのだが、それは全体のなかのほんの一部である。

その事実以上に日本の社会全体の急速な人口高齢化の現象ががん罹患年齢の全体を押し上げている。つまり高齢化の影響が若年化の動きを大きく圧倒しているということになる。

以上のように考えれば、すべてがすっきりと理解いただけるかと思う。

がん予防に留意したいこと

「予防に勝る治療はない」という。「転ばぬ先の杖」「備えあれば患い（うれい）なし」の格言もある。本書もいよいよ大詰めの段階に近づいてきた。先のページでも予告したとおり、ここではわが国のがん予防の現状分析からその将来のあるべき姿の模索まで具体的、網羅的に論議を展開していきたい。がん予防は本書の最大のテーマであり、筆者が研究者としての後半生を通して、微力ながらもその実現、普及に向けて努力を傾けてきた永年の課題でもある。

がん予防は問題の性質上、特にこれからの次世代の人々にとって早急に解決を迫られるべき重たい主題であるといってもよい。特に「がん年齢」の視点から、私の可能な限りのがん予防の具体論を詳述して、本書のささやかなフィナーレとしたい。

がん予防の目標は「高齢者、ないし超高齢者になるまでがんに罹らないようにする」ことである。これについて本書ではすでに多くのページを割いて詳しく紹介してきた。

一般にいう「がん年齢」「がん好発年齢」を出来る限り高い年齢まで引き延ばしていく。つまりがん罹患年齢を延長させていくことである。

そして究極的には、人が「天寿を全うした」といわれる高齢に達して初めてがんになる。いわば「天寿がん」ともいうべき極限の状態までがん罹患年齢を引き延ばし得たとき、「がんという難題は実質、解決したといってよい」と私は書いた。

そのような「寿命イコールがん」ともいうべき事態に至ったとき、人は精神的にはどのような状態になるだろう。がんはもはや不安をもたらしたり、恐怖の対象になったりするものではなくなる。人は長く生きたことに満足しつつ、がんによる穏やかな死を迎え入れるのではなかろうか。

「予防に勝る治療はない」

がん対策に大切なことはたくさんある。「予防」を説く前に、とにかく目の前のがん患者の死亡率を下げ、がんで死なないようにする努力は勿論、最優先課題である。

実際いままで多くの先人の努力はこの一点に傾注してきた。その成果としてわが国のがんによる死亡率は減少してきた。患者へのケアの充実とともに生存率は少しずつ上昇し、生存期間も延びてきた。この意味でがん対策の成果は十分あがってきたといってよい。しかしこの現状だけに満足していては、いつまで経っても次世代に向けての明るい展望が見えてこない。なにか発想転換は出来ないものか。

とすれば「予防に勝る治療はない」の古来の格言を謙虚に受けとめ、がん予防に向けて真剣に立ち向かっていくことは出来ないものかと私は考える。

残念ながら予防の重要性は早くから指摘されてきたが、多くはお題目だけのスローガンで終わり、具体的な作戦行動が見えてこなかった。

でも冷静に考えてみたい。がん予防の狙いそのものは「がんとは闘わずに勝つ方法」といってもよい。闘わずに勝てばそれに越したことはないではないか。少なくとも「がんを殺そう」と臨床の現場で悪戦苦闘する必要もなく、「がんが人生の終焉までできないように努力する」。それだけのことなのである。それなら出来ると考えても何も無理はない。

ただし注意すべきは必ずしも「完全」「完璧」を目指さないこと。「がんの予防」というとつい「完全予防」とか「完璧な予防」を前提に考えがちである。前向きの意気込みとしては当然なことであり、勿論、完全予防に越したことはないのだが、必ずしもその必要はない。第一、どんなに手を尽くしたところで、がんの「完全・完璧な予防」など大変難しく不可能に近いことかも知れない。

治療に限界があるように予防にも限界がある。がん予防に過大な期待があってはいけないし、欲張ってもいけない。だからこそ「がん発生の完全なストップではなく、ただ罹患年齢を少しでも長く遅らせる」ことを現実的ながん予防の基本として捉えることが大切ではないかと思う。

要はすべてのがんの罹患年齢を少しでも遅らせるようにすれば、それだけで十分ではないか。これなら手が届く十分目的達成可能な範囲のものでもある。

繰り返しになるが寿命のときまでがんにならないようにすれば、それが満点の合格なのである。一〇〇点満点でなくとも八五点でも七〇点でもよいと考えたい。そう考えれば、より気楽に予防に取り組んでいける筈である。

人間はがんで死ななくともいずれは寿命で死ぬ。もし超高齢まで元気に生き健康寿命を全うするのであれば、最終的にはがんで死のうが寿命で死のうが同じこと。これ以上に望むことはなにもない。

がん予防にも王道はない

「がん予防に真剣に立ち向かう時代が来た」と考えたい。経済の高度成長を経て国全体が豊かとなり、医学も進歩して市民の健康志向が高まってきた現在こそ、逃してはいけない大きなチャンスだと思う。

マスコミも含めて国も我々市民と業界も一体となってがん予防に取り組んでほしい。それがこれからの時代の一大潮流になってほしいと私は心から願うのである。そうした大きな流れを形づくるためにも、がん予防を巡っていま述べた「一〇〇点満点主義の回避」のほかに予め私達みんなが共有しなければいけない留意事項を幾つか挙げておきたい。

①生活習慣の改善などがん予防法の多くはみんながよく知っていることが多い。しかし、当然のことながら、知識として知っているだけで実際の行動が伴わなければ「絵に描

いた餅」となる。大事なことはビジョンよりアクションであることを心に留めておきたい。しかも一、二回だけの実行だけでは意味はない。「学問に王道なし」というが、がん予防にも楽な近道などない。うまずたゆまずコツコツと長く続けることが何よりも肝要。そのためには一人だけの努力に加え、共に行動してくれるよき理解者、同伴者がいると心強い。行動を永続するための助けとなる。

②生活習慣を改善したからといってがんが必ずしも直ちに予防できるとは限らないことを認識しておきたい。がん予防を説きながら、水を差すようなことを述べるのは気が引けるが、がん予防はがんのリスクが減った分だけがんの発生時期（つまり罹患年齢）が遅れるであろうとの期待はできる。しかし人間一人ひとり遺伝的背景も違う。だから予防法として述べることはあくまでも相対的に（ということは絶対的ではなく）がんのリスクを下げ、罹患年齢の延びに寄与するであろうとの期待の意味のものであることを承知していただきたい。

とはいうものの、長い目で見れば効果は必ずあるということを信じたい。

一般に生活習慣の改善効果は最初は「歯ごたえがない」と不安に思うことが多いかも

知れないが、これを何十年と続けたときの結果は「チリも積もれば山となる」「水滴り(したた)て石穿(うが)つ」の諺のように、やはり予想以上の大きなものがあると私は信じる。改善の成果は素直に評価してよいと思う。

③がん予防は他の生活習慣病の予防にもなることを認識しよう。病気はがんだけではない。がんの罹患年齢を延ばしても他の病気に罹るのでは意味がない。

幸い、がんの予防として期待される生活習慣の改善は、がんだけでなく心臓、脳などの血管障害、糖尿病などの予防にも当てはまる共通のものが少なくない。だからがん罹患年齢を延ばすがん予防への努力は単にがんに限らず、がんを含むすべての生活習慣病の罹患年齢を遅らせる出発点にもなる。これは自信をもって受けとめてよいと思う。

ただ、「生活習慣病の予防」というと、みんなすぐメタボを連想し心筋梗塞や糖尿病の予防を前提に高血圧、血糖値、肥満などをチェックするが、その際、残念ながらがんは除かれてしまうことが多い。がん予防は短時間に目に見える効果が現れにくいために除かれるのかも知れないのだが、客観的に見ればがんは依然として死因のトップであり、がんこそが本来、もっとも代表的な生活習慣病であることを忘れずに知っておきたい。

④「健康あってこそ」をモットーにしよう。がん罹患年齢は遅くなればなるほどいいといっても、寝たきり生活を送るなど、不健康な状態の長生きではあまり意味がない。不健康な状態の長生きは医療費、介護費がかさむことは先にくわしく述べたとおりである。

やはり健康上の問題がなく自立して社会への大きな迷惑、負担をかけずに元気な日常生活を送ることが出来る健康長寿の大前提があっての話である。これで初めて「真のがん予防」が成就することになる。

百歳まで元気に生きてがんで往くPPK（ピンピン枯れる）

大事なことは元気に暮らす「健康長寿」を全うすること。一〇〇歳までも元気で現役並みの生活をもつことが出来たら最高である。

がんで逝くのはどうだろうか。永くお世話になった家族に「有難う」「さようなら」を言って、あまり苦しむことなく人間らしい尊厳をもって旅立つことができる。そこに至る時間の余裕も与えられる。この意味ではがんで逝くのも悪くないと私は思っている。

出来るものなら一〇〇歳までピンピン元気に生きて、大木が自然に倒れるように人生を終わりたい。「枯れる」ように心静かにあの世に旅立ちたい。これが私がいう「ピンピン枯れる」（ＰＰＫ）である。

流行語のＰＰＫはもともと「ピンピンころり」のことで、死ぬ時は長患いなどせずにあっさりコロリと逝きたいという願望がこもっている。コロリは心筋梗塞、脳血管障害など突然死のイメージである。

どういう死に方になるかは天命の定めるところだが、出来るものなら私は天寿がんか老衰で「枯れる」ように往くことを望んでいる。

つまり同じＰＰＫであっても「ピンピンころり（ピンころ）」ではなく、「ピンピン枯れる（ピン枯れ）」で逝きたい。

罹患年齢をさらに延ばしたい

最後のまとめとして、がん予防の具体論を網羅的に挙げてみたい。種々雑多な医学情報が氾濫する現代、とくに目新しいものは少ないかも知れないが、私のがん研究人生を通じて知り得たものの総体であり、いずれも現在の医学の検証に耐え得ることが出来るものばかりであることを銘記しておきたい。

生活習慣の改善が基本のキ

がん予防の第一の柱は何といっても「生活習慣の改善」。がん予防の基本といってよい。そのなかで真っ先にやり玉にあげなければならないのはやはりタバコである。

タバコはわが国の死因トップの肺がんの主な原因であって、男性七〇%、女性二〇%はタバコが原因といわれる。がんだけでなく心臓血管系の疾患、呼吸器系疾患、糖尿病などいくつもの疾患の原因ともなる。「百害あって一利なし」の典型みたいな存在であり「諸悪の根源」ともいえる。そのポイントはすでに述べたとおりである。

タバコへの対策が思うように進んでいないのは先進国では日本だけ。途上国と比べても喫煙率はワーストといわれる。タバコ問題が深刻なのは、国民の関心が薄く、受動喫煙に対しても日本人が殊更に寛容である点ではないだろうか。だから国を挙げての対策も進まない。海外の友人から「先進国の日本がなぜ？」と聞かれ、返事に困った、というより恥ずかしい思いしたことが何度かあった。一研究者としてタバコを親のカタキ同様にその害悪を説いている私だが、時として手応えのなさに空しさを感じることも多い。

日本人のタバコは健康とかマナーの問題であると同時に国際的な立場からも窮地に立たされている。WHOは一〇年以上も前の指針で屋内の職場、公共の場の全面禁煙と罰則付きの法律の施行を各国に求めている。

二〇二〇年の東京五輪ではより切迫した難問が立ちはだかる。IOC（国際オリンピック委員会）とWHOの合意に基づき、二〇一〇年以降の五輪開催地はすべて、罰則付きで飲食店建物内の完全禁煙の規制を実施してきた。しかし、日本はこの問題をまだ十分クリアーしてない。

私達の国はいま国際的な取り決めを遵守し、それを実行するための罰則を含む法規制を作ることが出来るかどうかの瀬戸際に来ていると思う。一般世論をなお高める必要はあるとしても、いまは政治家の決断を残すのみの段階に至ったといってよい。ある程度の強制力がないと問題は解決しない。

食事はタバコに次ぐがんの原因になっているのだが、さまざまの食材や調理の内容、方法などについて規制を加えることはさきにも述べたとおり、個人の嗜好の問題があって現実的にはなかなか難しい。人種や食生活の違い、男女別の違いもあり、なんといっても個人差がかなり大きい。「あれはよいが、これは不可」といった具合に「あまり細かなことに厳しくいっても仕様がない」といえば栄養学専門の方のお叱りをいただくかも知れないが、個々人の代謝にかかわる感受性の違いも含めて考えると「これを摂り続けると将来がんになる危険性は三分の一に減る」といった一つの仮説を万人に普遍化することはやはり難しい。

エビデンス（効果ありとの科学的な証明）はどうなのか。難しいことはいいたくないが、私個人としてはがん予防には単純にいえば和洋中を偏食、過食することなく、野菜、海藻を含め肉も魚もなんでもバランスよく十分に噛んで、美味しくまた楽しく食べることに尽きると割り切っている。

適正な食生活についての私なりの大まかな指針を書いておきたい。私達は腸内のいわゆる善玉菌（有用菌としてビフィズス菌、乳酸菌など）と悪玉菌（有害菌としてウェルシュ菌、ブドウ球菌、大腸菌有毒株など）のバランスを一定に保つことで健康の維持とか老化防止に役立っている。ところが、もし悪玉菌が優位になれば細菌毒が作られ、これが炎症や発がんを促進する。高齢になるとどうしても善玉菌が極端に減少し悪玉菌が優勢になる。これが高齢者にいろいろな不健康な状況を生み出す原因にもなっている。従って食生活を改善することが腸内細菌のバランスをよくして健康維持の役目を果たすことになる。わかり易い指標としておならの臭いは臭くないに越したことはない。

こうした好い状況を生み出す適正な食生活とは、私なりにいえば直前のページで触れたとおり野菜、肉、魚を偏食、過食せず、何でもバランスよく、美味しく楽しんで食べることである。

加えて塩分の摂取量に気をつける。味の落ちたものは摂らないようにする。口腔衛生の維持は勿論のこと、快食、快便、快眠を心掛ける。

飲酒（アルコール）はがんの危険因子の一つ。タバコ、感染症に次ぐがんのハイリスク因子ではあるが、ほどほどの飲酒量でむしろ「百薬の長」の利点を生かしたい。

運動の必要性はいくら強調しても強調しすぎることはない。その人に適した適度（やり過ぎはダメ）の運動習慣は結腸がんをはじめとするいくつものがん予防に働く。運動は血管系疾患だけではなく、鬱、認知症を防ぎ、さらにロコモ症候群や介護の予防などにも幅広く大きな効果が期待できる。

一九九〇年からわが国で始まった多目的コホート研究（厚生労働省がん研究助成金による全国の約一〇万人の地域住民を一〇年以上に亙って追跡した研究。主任研究者は国立がん研究センターの津金昌一郎博士）のデータのなかにも一日の身体活動量が多いほどがん罹患や全死亡のリスクが低くなるとのデータが示されている。

クスリによるがんの予防

生活習慣の改善の次ぐものとしてがんの化学予防がある。ある種のクスリで積極的にがんを予防しようというもので、急速に研究が進んできた。

ただ、これには留意したい点がいくつかある。かつてビタミンAの前駆体βカロチンががん予防薬として大いに期待された。ところがその効果は中国の特定地域では認められたが、アメリカ、フィンランドではどうしても認められなかった。なぜこんな違いが出てくるのか。恐らくβカロチンが体内に不足して栄養状態のよくない人達には効くが、そうでない普通の健康人には効果がないということらしい。つまり万人に一様に効くわけではないというのが真相のようである。

もう一つの留意点として、クスリによるがん化学予防は副作用が稀ながらみられること。たとえばいま述べたβカロチンを大量に使うと肺がんや心筋梗塞を誘発し易くなる。タモキシフェンによる乳がん予防で子宮体がんの発生をみたり、またアスピリンによる大腸がんの予防で腸内出血、その他の副作用の報告もある。

つまりクスリによる化学予防は穏やかな効果をもたらす日常の生活習慣の改善とは違って、いくらか無理を覚悟のうえの人工的な予防ということになるので、がんの予防効果の陰に潜むリスクが現れてくるのかも知れない。

がんの治療にあたっては抗がん剤は喫緊に必要なものとして使われるので、副作用はある程度止むを得ないと受けとめられている。だが、クスリによる化学予防では健康な人を対象に、しかも長期間に亙って服用するものだけに、副作用の全くない「安全なもの」「安心できるもの」でなければいけない。

化学予防にはまだまだ制約が多い。これに使う特定のクスリは通常、一つの臓器がんに対してだけ有効で、他の臓器がんには効かないことが多い。つまり予防に有効なクスリが個々の臓器によって違うのである。こうなると、どこから出てくるかわからない多種のがんを予防するには、事前にたくさんの種類のクスリを用意しておかなければならないことになる。これは現実的には不可能に近い。出来るものなら一つのクスリで広範な臓器がんの予防に一様に効いてくれるものであってほしいのである。

最近、がんの原因には細胞ががん化する際の共通因子として炎症の介在していることが指摘されている。通常の急性炎症ではなく、むしろ超慢性の炎症ががんを引き起こす。だからこの種の炎症を抑えることによって、がんの発生を阻止しようというのである。いまそういった新しい視点にたったがん予防薬とか健康食品の開発が進められている。

このほか一般の食品のなかにもがん予防効果の高いものを探し出す研究が行なわれている。「医食同源」という言葉もある。クスリに頼るのではなく、毎日の食事のなかにこそ医につながる大事なものがあるという古代からの教えに、もっと謙虚であるべきとの考えも忘れないでおきたい。

感染症もがんの原因に

感染症ががんの原因になるなんていままで全く考えられなかったのだが、感染症によって起こる慢性炎症ががんをつくることが意外に多いことがわかってきた。

現在、がんの原因の二〇%以上、ときには三〇%が何らかの感染症によるとみる専門家もいる。先にも書いたが代表的なのはピロリ菌によって起こる胃がん。またC型、B型肝炎ウイルスによる肝臓がん、次いでパピローマウイルス一六、一八型による子宮頸がんなどもよく知られている。こうした感染症自体はワクチン、除菌などの予防措置が世界的に進められているので、これらのがんは近い将来、次第に減少する傾向がみられる筈である。

そのほかにも稀なものではあるがHTLVウイルス感染による成人T細胞白血病（西日本に稀にみられる）とか、エイズ感染者にみられるカポジ肉腫（アフリカにみられる）などいくつもの事例が知られている。いずれもそれぞれの原因によって生ずる超慢性の炎症が長時間にわたる経過のなかで細胞のがん化を促進すると考えられる。ということで感染症、あるいは何らかの原因による「慢性炎症」というものに対する新たな注意が必要になってきた。

TV番組「NHKスペシャル」（二〇一六年）で、百寿者といわれる人の多くは炎症の一つの指標であるC反応性タンパク（CRP）というものの数値がごく低い値であったという事実が紹介されていた。その詳細は不明だがこのことも「がんと炎症」の関係を示唆するものかも知れない。

経済格差もタブーではない

個人の「経済格差」ががんの予防という大きな樹の根っこのところで深く関わっている。この問題はいわばタブー視されて長い間がん予防の表舞台にたつことはあまりなかったのだが、実際にはがんの発生に非常に大きな影響力をもっていることは疑いのない事実である。

本書を読んで下さる方の多くは恐らく経済的に裕福で、例えばタバコが悪いと知って禁煙に踏み切ったり、食生活にもいろいろ気をつけ、また感染症にも適切な対処をしておられるのではないかと思う。つまり経済的に余裕がある人は自分の健康について関心をもつ時間的な余裕もあり、その間に学んだことを実践する知恵とか行動の余裕も与えられている。この意味で経済的に恵まれた人は一般にがん予防の実践者といってもよい。

一方、経済的な制約のある人達は朝早くから遅くまで仕事をしなければいけない。毎日の生活に追われ心身ともに疲れる人が、さして緊急、切迫した問題ではないがんの予防にまで十分な関心をもつ余裕はない。関心をもつ余裕がなければ行動への余裕もない。つい食事内容に気をつけることもなく、たとえば簡単なファーストフードですませてしまうような不健康な生活スタイルになりがちとなる。

というようなことで経済格差ががんを含むいろいろな病気の発症と死亡に間接的ながらも大きく影響する事実はすでに国際的にいくつも報告されている。その結果として所得の少ない人達の平均寿命は、比較的裕福な人達のそれよりも短いともいわれている。経済格差は大人のときだけのことではない。小児期に低所得世帯で育った人の死亡リスクは、大人になって低所得から脱することが出来たとしてもなお高いといわれる。

一方、経済的余裕があってもがん予防の実践者になっていない人達もいる。仕事に忙殺され健康生活に向けての関心を持ったり実行することのできていない中間的な立場の人たちが意外と多いのである。こういった人達をどうやってがん予防の実践者に組み入れていくかの啓発が今後の大きなテーマとなる。ターゲットを絞っての対策が必要であろう。

子どもへのがん教育

個人の収入とがんとの関係と同様に、いやそれ以上に重要なのはがんと教育の問題である。

　何事にも教育は大切である。若い年齢の柔軟な頭脳は多くを吸収し、それがその後の人生を左右する。歓迎すべきことに、近年、がん対策は一般市民への啓発から学校教育の現場にも拡大してきた。

　がんは大人、とくに高齢者の病気だからがんの予防などについて子どもに直接教えるのは早過ぎるとの考えもある。実際、子どもにとってのがんは余りにも遠い将来のことであろうから、少なくとも身近な問題としては受けとめることは出来ないかも知れない。だが、よく考えてほしい。人間のがんとの闘いはすでにいくつもの世紀をまたいで今日に至っている。がんは太古の昔からあって、今後も半永久的に長く続くであろう問題である。だから次世代の子ども達が大人になる頃にはがんは間違いなく自らにとってもっとも大きな健康問題の対象になる筈である。だからこそ子どものうちからがんにかかわることを広く「健康教育の第一歩」として教えることが望ましいことになる。

　幸い、第二期がん対策基本計画（平成二四年六月閣議決定）では、子ども達に対するがん教育が提言されて広く世のなかの関心事になってきた。その狙いは子ども達にがんに対する関心を持たせ、がん細胞がなぜ出てくるのかその誕生の謎を教えること、さらにがんを持った人間のがんとの闘いの現実を通して命の重みを伝えること。そこに思いやりの心を育て、死生観にかかわる命題を子ども達に感じとって貰うことになる。

基本計画は同時に出来るだけがんにならないような生活の知恵を育てる狙いもある、というよりがんをテコにして広く健康意識への芽生えを期待するものである。子どもは感性豊かである。この教育を通して理屈抜きに素直に受けとめてくれることを大いに期待している。

最近、がん専門の医師やがんの経験者が一部の小学校などを訪問してがん教育の「出前事業」を行っている。まことに結構なことである。ただ、考えてみると全国には小学校だけで二万六〇〇〇校もある。気の遠くなるような数である。限られた数の専門家や体験者が全部カバーするのはかなり難しいのではないか。

一方、学校の現場には戸惑いもある。学校の先生方はがんの専門家ではないし、しかも学校のカリキュラムはすでにかなりタイトな状況なかで、どの担当の先生（体育、担任、養護、あるいは外部の人）がどの授業時間（体育、道徳、特別活動、総合学習）を使って教えたらよいか。選択は学校側に一任されているが、これも問題の一つである。

私にはこのような教育を早くに実際の教育現場で実施する機会があった。一九九八年からスリランカ国の子ども達への「健康教育」を行なうために同国南部州の四校の学校教育の現場に入ったのである。かつて大きな津波被害のあった近くである。もちろん現地スタッフの協力をいただいた。子どもは純真、素朴で私達の伝えようとすることに目を輝かせて聞いてくれる。いろいろな病気について教えたのだが、そのうち子ども達はそれぞれの家庭やその周辺を対象にがん予防などを目標とした禁煙運動を自発的に行動してくれるようになった。驚いたことに、そのうちに子ども達から影響を受けた家庭の親や近隣の地域の人達までがこの運動に積極的に同調してくれたのである。詳しいことは拙著「子どもの力で『がん予防』―親を変え、地域を変えた日本人医師のスリランカでの健康増進活動」（小学館一〇一新書）に紹介した。参考にしていただければ幸いである。

スリランカに出来たことが日本でも出来ないかと考えてみた。「スリランカだから出来たことであって、日本ではとても無理」というのが大方の考えであった。第一、文部科学省が許さないし、学校の現場も協力してくれる筈がないだろうという。だが、敢えて困難に立ち向かってみることにした。

結論を先に言わせていただければ、幸いなことに関係者のご理解、ご協力をいただき、子どもへの健康教育が北海道、宮城、長野、岡山、熊本の五道県で各教育委員会のご協力のもとで進められるようになった。全国の合計五三校をモデル校に選び三、六九三名の小学校六年生を対象にして、私達が制作した禁煙にかかわるＤＶＤ（八分三〇秒）を見てもらった感想をアンケート形式で答えていただいたのである。これを順天堂大湯浅資之准教授のもとで統計的に処理していただくのである。

がん教育に使われる教材はいろいろのものが考えられるが、私達は現場の先生方のご苦労や子ども達の興味のことを考え、教師と子どもが一緒に楽しく学べる教材としてＤＶＤシリーズの作製をすすめている。テーマは「タバコ」から「身体運動」、「食事」など。これなら全国的にもくまなく受け入れていただけるのではないかと期待しているところである。

将来個別化予防も視野に

がん予防の問題を論じてきたが、がん治療の分野では大きな進歩がある。「次世代シークエンサー」という遺伝子解析のための機器を使うことによって、一人ひとりの患者のがんにどういうクスリが最適であるかを短時間に示してくれるようになった（ゲノム医療）。

その患者にピタリと合った薬を見つけるわけだから、効果の期待できないクスリは使わないですむことにもなる。適合する薬を見つけるまで、あれこれのものを使わないですむだけでも副作用は減る。勿論医療費の節減にも役立つ。

同じようなことが将来、がん予防の分野にも適用されることを期待したい。がん予防に関しては入力する確たる情報が現時点ではまだ必ずしも十分ではないが、近い将来には適確な情報も次第に蓄積してくるであろう。そうすればどのような生活習慣の人がどのような遺伝子変異を起こし、どの種のがんを起こし易いかわかってくる筈である。

このように一人ひとりのがんの発生を予測できる「個別化予防」の可能な時代が将来必ずやって来るに違いない。

自分の人生のこれから先のことは知らないほうがいいという「知らぬが佛」の考えもあろう。だが、その人の人生観の許す限り、自分はどんな病気になり易いかを予め知ることによって、がんをはじめとする生活習慣病の予防に役立てることが出来る。私達が目標とする、寿命の限界までがんにならずに生きる可能性はさらにぐんと高くなるのではないだろうか。

社会の成熟化によるがん予防

がん罹患年齢を出来るだけ高齢まで引き延ばすため、がん予防についての基本的な具体策をいろいろ述べてきた。それでは以上に述べたことがすべてか、といえばそうではない。

がん予防に関わる個々の要因の背後には「社会の成熟化」という言葉で一括できるような力が働いているのだと思う。これはいままで本書でも触れなかったことだが、目に見えない社会の進化がもたらす巨大な力といったものである。

社会の変化、さまざまな不特定の変動（多くは改善とか進歩）に私達は普段気付かないでいることが多いのだが、この「社会の成熟化」が食生活をはじめとする様々な環境因子の改善を促し、それが持つ圧倒的な力が結果的にわが国の平均寿命の延長、人口高齢化をもたらしたといえる。その力がさらにがんの罹患年齢、死亡年齢の延びに大きな役割を果たしたのだと思う。

全体的にみて世界の平和な状況が続き、私達の国が今後の進路を誤らない限り、がん罹患年齢、死亡年齢の延長はまだまだ続くであろう。私達ががんの究極の解決と位置付ける健康長寿の果ての「天寿がん」、といってもそのときがんがあるとなかろうと「天寿を全うする人」がますます増えてくることを心から期待したいのである。

あとがき

　私が病理学者としてがん研究を始めたのは一九五三年春なので、今年で六四年になる。ずいぶん長いがんとの付き合いだった。いま私は研究の第一線から離れているのでがん対策の将来について語る責任のある立場ではない。ただ、がんはこの先、一体どういうことになるのかという難しい問題をいつも忘れることはなかった。

　幸い、今回本書を纏めてみたことで、がんは大局的に見る限り、それがいつの頃になるかわからないが、「がん年齢の超高齢化」によってがんの実質的な解決の見通しが見えてきたと思えるようになって内心ホッとしているところである。

　といいながらもがんはなお増え続け、間もなく毎年四〇万人の人達が亡くなるような時代になるといわれる。がんと闘うがん患者ご自身、あるいはご家族の方々にとっていま最大の関心事はやはりこのがんをどうやって治すか、あるいはどのようにうまくつきあっていくかということだと思う。したがって、もしがん患者の治療とかケア、さらに人間の根源的な命題である「生と死」について関心をもたれる読者がおられたら、僭越ながら拙著「人間腫瘍学」（二〇一六年、札幌がんセミナー財団発行）を参考にしていただければと思う。

今回の「がんの未来学」出版に際して、随分たくさんの方々のお力添えをいただいた。とくにがん死亡予測などの統計資料は公益財団法人アジア人口・開発協会（ＡＰＤＡ）の楠本修さんから供与いただいた。年齢調整の統計的な事項は札幌医大准教授加茂憲一さんのご教示をいただいた。ともに厚く御礼を申し上げたい。また心温まる友情をもってがんに関するさまざまな問題についての討論の相手をして下さった全国各地の多くの学友達にも心から感謝申し上げたい。

各種資料の収集・整理と文章のタイプ打ちなどは、いつものことながら公益財団法人札幌がんセミナー事務局の及川智江さんが根気よく続けてくれた。拙い文章に貴重なアドバイスをして下さったのは在京の旧友、山根昌武さんである。いずれも心から厚く御礼を申し上げたい。

二〇一七年五月

小林　博

著者略歴

一九二七年（昭和二年）五月札幌生まれ。一九五二年北大医学部卒。

一九六六年北大教授（医学部腫瘍病理学）。一九八三年財団法人札幌がんセミナー（現在、内閣府所管の公益財団法人）を設立。一九九〇年日本癌学会会長。一九九一年北大定年とともに北大名誉教授、公財・札幌がんセミナー理事長。その間、放送大学学園客員教授、北海道医療大学教授、日本がん予防学会理事長など。

著書は「腫瘍学」（南山堂）、「がんとの対話」（春秋社）、「がんの予防・新版」（岩波新書）、「がんに挑む　がんに学ぶ」（岩波書店）、「がんの健康科学」（放送大学教育振興会）、「子どもの力でがん予防―親を変え、地域を変えた日本人医師のスリランカでの健康増進活動」（小学館一〇一新書）、「がんを味方にする生き方」（日経プレミアシリーズ）、随筆集「世界が研究室だった」「異郷へ・異郷から」（ともに自費出版）、「人間腫瘍学」（公財・札幌がんセミナー）など。

受賞は日本医師会医学賞、日本癌学会吉田富三賞、保健文化賞など。一九九〇年に紫綬褒章を受章。

がんの未来学

著　者　小林　博

発　行　内閣府所管　公益財団法人札幌がんセミナー
〒○六○―○○四二
札幌市中央区大通西六丁目　北海道医師会館六階
Tel　○一一―二二二―一五○六
Fax　○一一―二二二―一五二六
E-mail : scs-hk@phoenix.c.or.jp
URL　http://scsf.info

発　売　株式会社コア・アソシエイツ
札幌市東区北二三条東八丁目三―一
Tel　○一一―七○二―三九九三
Fax　○一一―七○二―六三九○

発行日　二○一七年五月一七日

印刷・製本　㈱アイワード

ISBN 978-4-9906505-5-1

公益財団法人札幌がんセミナーの主な刊行物

書　籍

スリランカ二〇年（一九九八—二〇〇九）
—学校から始めた生活習慣病の予防—
小林　博　編
二〇〇九年　和英カラー写真集
七一頁　非売品

マンガで見る学校保健
—生活習慣病の予防モデルを作った
スリランカでの活動
千田恵美　著
二〇〇九年
日本語・英語・シンハリ語の三種
各二五頁　非売品

「がん」と「感染症」からみた
アジア人の生と死
小林　博　著
二〇一一年　一三一頁
一、二〇〇円

「運動」は「くすり」に勝る
―がん・心筋梗塞・ロコモ・認知症の予防に
小林　博　著
二〇一四年　五〇頁
非売品

体を動かして
がんの予防・老化の予防に
小林　博　著
二〇一六年　二七頁
非売品

人間腫瘍学
小林　博　著
二〇一七年　一一五頁
一、二〇〇円

がんの未来学
小林　博　著
二〇一七年　一三〇頁
一、二〇〇円

なぜがんと闘うのか
小林　博　著
二〇一七年　八〇頁
六〇〇円

ほかに財団の広報誌「The Way Forward」（未来への一歩）を年二回発行

DVD

がんとは何？ 人は何故がんになるの？

小林 博 監修

二〇一四年
一二分五五秒
非売品

煙よさらば ツルカメ食堂

松浦和代・湯浅資之・小林 博 監修

二〇一四年
一七分三〇秒
非売品

みんなといっしょに いい汗かこう！

湯浅資之・白山芳久・小林 博 監修

二〇一五年
九分二〇秒
非売品

煙よさらば ツルカメ食堂

（改訂版、子どもが大人をカエル がん教育シリーズ第一弾）

松浦和代・湯浅資之・白山芳久・小林 博 監修

二〇一六年
八分三〇秒
非売品

非売品（書籍、ＤＶＤ）で入手希望のものがあればお送りできます